目の前の患者からはじまる臨床研究

症例報告からステップアップする思考術

康永秀生 著
東京大学大学院医学系研究科教授

金原出版株式会社

はじめに

　本書は，2021年10月30〜31日に開催された日本臨床疫学会第4回年次学術大会の特別企画「症例報告の経験を生かして臨床研究にチャレンジしよう」における私の講演内容を基に大幅加筆したものです。同学術大会のテーマは「原点回帰 —患者に始まり，患者に還る—」でした。このテーマの通り，日常臨床を通じて目の前の患者や医療現場からクリニカル・クエスチョン（clinical question，CQ）が生まれ，それを解決するために臨床研究が行われます。臨床研究のネタは，日常臨床の現場に転がっています。つまり臨床研究は，日常臨床からすでに始まっているのです。本書は，目の前の患者から始まる臨床研究，という考え方をもう一度見直し，症例報告から臨床研究につなぐ道筋を解説します。

　症例報告とは，珍しい疾患や病態，教科書の記載とは異なる症状や経過，新規の副作用や有害事象，診断・治療法の改良や新しい試みなどを記録し，その臨床的意義や背後にある生物学的・臨床的メカニズムについて考察を加えた報告です。この症例報告を論文形式にまとめたものが症例報告論文です。症例報告論文の特徴として，原著論文に比べて執筆に取り組みやすい形式であることが挙げられます。原著論文には数百例，少なくとも数十例の症例が必要であるのに対し，症例報告論文は1例からでも成立します。しかし，症例報告の多くが学会発表のみにとどまり論文化されていません。そこで本書では，症例報告の学会発表におけるTipsのみならず，症例報告論文のまとめ方も解説します。

　症例報告は，疾患の予防・診断・治療のヒントを生み，臨床研究へと発展させる契機にもなります。そこで本書では，症例報告の経験を

生かし，症例シリーズ研究や効果比較研究などの臨床研究に発展させる方策について解説します。また，複数の研究者がこれまで実際に症例経験や症例報告を臨床研究につなげ，原著論文出版にまでこぎつけた実例を紹介します。

　これまで私は，論文の書き方，臨床研究の方法論，論文の読み方に関する書籍をこの順に出版してきました。実際に臨床研究を行うためのステップはこれと真逆であり，①論文の読み方⇒②臨床研究の方法論⇒③論文の書き方，の順となります。しかし，左記の①⇒②の間にギャップがあります。そのため，論文をある程度読んでもなかなか臨床研究につなげられない若手研究者は少なくないようです。本書は，この①⇒②のギャップを埋めるものといえるでしょう。

　本書の読者対象は，臨床研究を志すすべての医療従事者，医療系学生です。これまで症例報告も臨床研究も行ったことがない方々だけでなく，症例報告は行ったことはあるものの臨床研究に踏み出せていない「症例報告までの人」も対象です。本書の内容をヒントに，自らの手で症例報告から臨床研究につなげることに果敢にチャレンジすれば，「症例報告までの人」から「症例報告からの人」に進化できるでしょう。

　最後に，本書執筆中にも絶えず細やかなご支援をいただいた，金原出版の編集者である須之内和也氏に心からお礼を申し上げます。

2022年12月

康永秀生

CONTENTS

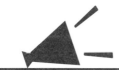

症例報告の学会発表

目の前の患者からはじまる臨床研究

1 症例報告とは

1 症例報告の意義

　症例報告とは，珍しい疾患や病態，教科書の記載とは異なる症状や経過，新規の副作用や有害事象，診断・治療法の改良や新しい試みなどに関する報告です。学会での口演やポスターによる報告もあれば，症例報告論文としてジャーナルに掲載される症例報告もあります。

　本書の読者の皆さんは，これまで症例報告の学会発表をされた経験はあるでしょうか？ 医師の方々はたいてい経験があるでしょう。医師以外の医療従事者の方々にも，学会での症例報告の経験がある方は多いと思います。しかし，症例報告の論文を書いたことがある方は少ないかもしれません。

　「自分はゴリゴリの臨床医，臨床一筋で生きている。学会発表したり論文を書いたりしても，自分のキャリアには関係ない」などと思われる方もいらっしゃるかもしれません。いやいや，そう堅苦しく考える必要はないのです。

　私は，症例報告には 2 つの意義があると考えます。1 つは自身の臨床経験を公にシェアすること，もう 1 つは自身の日常臨床のモチベーションを高めることです。

1) 臨床経験のシェア

　症例報告を学会発表したり論文発表したりすることにより，聴衆や読者に，疾患の予防・診断・治療などに役立てられる情報をシェアすることができます。医師をはじめとする医療従事者が生涯をかけて経験できる症例数には限りがあります。医療従事者が自らの経験を記録

した症例報告をシェアすることは，臨床知の共有につながり，他の医療従事者がその後同様の症例を経験した際の診療のヒントにもなります。

　そもそも臨床医学の発展は，先人たちが積み上げてきた症例経験に基づいているといえるでしょう。臨床研究の出発点は個々の症例経験です。1例1例の経過や病態を丁寧に把握することから，新たな疾患概念や診断・治療法が提案されてきました。臨床家が自身の経験した症例について詳しく探究し，症例報告を通じてその情報をシェアすることは，自らの知識を深めるにとどまらず，同様の患者に対する診断・治療に役立つ情報ソースとして他の臨床家に活用されるでしょう。

2) 日常臨床のモチベーションを高める

　臨床家として日夜診療に当たっていると，飽きてきませんか？　いつも同じようなことの繰り返し，マンネリズムに陥って，刹那的に仕事が嫌になったりしませんか？　おそらくそれは，どんな仕事にもあることでしょう。

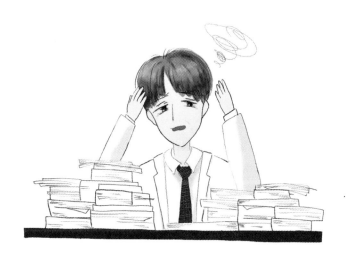

言うまでもなく，医療従事者の仕事はやりがいに満ち溢れています。しかし，ルーチンワークを黙々とこなすことは，けっこう疲れます。患者さんへの型通りの説明，型通りの処置が，意外に多くありませんか？　事務的な作業も多く，書類の山に埋もれてうんざりすることもあります。

　人間，何か刺激がないと，何事も長続きしないものです。そこで，日常診療を彩る1つの道具として，症例報告にチャレンジしてはどうでしょうか？「これは症例報告できるかもしれない」などと考えるだけでも，診療にメリハリをつけられるかもしれません。症例報告にチャレンジすることは，ともすればルーチンワークを惰性でこなすだけになってしまいがちな日常臨床を，知の探究の場に変えうるポテンシャルを秘めています。たった1例であっても，その疾患の病状や経過をよく観察し，その背後にある病態を深く知り，そのメカニズムを考察するという知的プロセスは，医療従事者のスキルの向上につながるだけでなく，そのプロ意識の醸成にも必ず役に立つでしょう。

　若手の医療従事者こそ，症例報告にチャレンジすべきです。症例報告は，医療従事者としての高度な鍛錬の機会と捉えてください。「症例報告など面倒だ」「そんなことに割く時間はない」と言っているようでは，平凡な日常臨床が平凡なままに日々繰り返されるだけになるかもしれません。

　「さあ，これから症例報告を書こう，何か適当な症例はないか？」といって過去のカルテを検索しても，なかなかみつからないものです。常日頃から，「これは症例報告できるかもしれない」と意識して臨床に当たることが大事です。珍しい所見や経過に遭遇したらすぐに，UpToDateやPubMedを検索する習慣をつけておくことが肝要です。PubMedを検索しても同じような症例報告がみつからない場合，報告する価値はあるでしょう。

❷ どのような症例が報告されるべきか？

表 1-1　症例報告に含まれるべき内容

1	未知あるいは非典型的な症状
2	未知あるいは稀な有害事象
3	ある疾患の教科書的な病因とは異なる病因を示唆する症例
4	診断困難な希少疾患の確定診断に至ったプロセス
5	治療中または経過観察中における予期しなかった事態の発生
6	新たな治療法あるいは既存の治療の新しい組み合わせの提案
7	望外の効果を示した試行的治療
8	診断・治療上の新たな課題（倫理的・社会経済的問題による治療の制約など）の提示

　症例報告といっても，ありふれた症例をありのままに報告することはあまり意味がありません。報告すべき症例は，端的にいえば，聴衆や読者の興味を引く内容でなければなりません。報告を伝えられた人々が「へえ！」と驚いたり，「なるほど！」と膝を打ったりするような内容であればなおよいでしょう。具体的には，表 1-1 に列挙されている内容を少なくとも 1 つは含んでいることが求められるでしょう。それぞれについて，*BMJ Case Reports* という症例報告に特化した国際ジャーナルから私が見つけてきた具体例を紹介します。

1) 未知あるいは非典型的な症状

COVID-19感染の初期症状としての重度の蕁麻疹 [1]

　症例は，54 歳女性。搔痒性の蕁麻疹を 3 日間呈し，その後 1 日間息切れを呈した。COVID-19 の PCR 検査は陽性であった。COVID-19 の皮膚症状には，先端病変，蕁麻疹，斑状丘疹状発疹，血管性浮腫，および小水疱性発疹が含まれる。ほとんどの場合，非皮膚症状の発症

と同時または発症後に，皮膚症状が現れる。蕁麻疹もCOVID-19感染の初期症状としては報告されていない。蕁麻疹に対しては抗ヒスタミン薬治療が第一選択である。しかしCOVID-19の皮膚症状の管理については十分に研究されていない。発疹の重症例に対する抗ウイルス療法の役割はさらに検討される必要がある。

2) 未知あるいは稀な有害事象

虫垂炎：大腸内視鏡検査における稀な有害事象[2]

　症例は，41歳女性。急性腹症で救急外来を受診した。CTで穿孔性虫垂炎と膿瘍形成を認め，抗菌薬にて保存的に治療され，退院した。3カ月後のCTでは虫垂に異常を認めなかったものの，回腸末端に肥厚が認められたため，大腸内視鏡検査が行われた。大腸内視鏡検査の所見に問題はなく，炎症の徴候も認められなかった。検査終了から12時間後，患者は右下腹部の痛みを訴え，続いて発熱をきたし，再び救急外来を受診した。急性虫垂炎の診断にて，6時間後に腹腔鏡下虫垂切除術が実施された。大腸内視鏡検査が新たな虫垂炎を引き起こしたのか，既存の炎症を悪化させたのかは不明である。内視鏡医は，大腸内視鏡検査後の急性虫垂炎について考慮する必要がある。

3) ある疾患の教科書的な病因とは異なる病因を示唆する症例

多発性嚢胞腎と多発性骨髄腫の関連[3]

　常染色体優性多発性嚢胞腎による慢性腎不全は高齢患者でも報告されている。一方，多発性骨髄腫は，さまざまなメカニズムによって腎機能障害を引き起こす。症例は，38歳男性。腹部の鈍痛，呼吸困難，および両足の腫脹を訴えた。最初の検査で多発性嚢胞腎が明らかになり，その後，多発性骨髄腫も判明した。この多発性嚢胞腎と多発性骨髄腫の稀な合併は，腎機能障害を悪化させ，慢性腎不全の早期発症をもたらしたと考えられる。患者は対症療法で管理されたものの，残念

ながら多発性骨髄腫に対する特異的な治療を開始する前に死亡した。

4) 診断困難な希少疾患の確定診断に至ったプロセス

咽頭結核：忘れられた診断[4]

　症例は，24歳女性。保存的治療に反応せず2カ月間続く嗄声を訴えて，耳鼻咽喉科外来を受診。喉頭鏡検査により，前交連および両側真声帯の前部3分の2に周囲の壊死を伴う白色の潰瘍増殖性病変を認めた。左記の所見を考慮して，全身麻酔下での生検を実施した。術中所見では，両側偽声帯の前部3分の2，喉頭室，両側真声帯，披裂喉頭蓋ひだおよび喉頭蓋を含む複数の部位に白色で壊死性の脆弱な組織を認めた。組織病理学的検査にて結核と判明した。呼吸器科の診察を受け，抗結核薬治療を開始した。1カ月後，嗄声は改善した。フォローアップの喉頭鏡検査では，右真声帯の前部3分の1に小さい潰瘍形成を認めるのみであり，病変のほぼ完全な治癒を認めた。

5) 治療中または経過観察中における予期しなかった事態の発生

腹部大動脈瘤破裂に続発した心筋虚血[5]

　症例は，63歳男性。他院受診時，意識障害，背部痛，低血圧，ST上昇を呈していた。アスピリン，チカグレロル，ヘパリンを投与され，ST上昇型心筋梗塞として当院に移送された。冠動脈造影は多枝病変を示したが，緊急のインターベンションを要する閉塞性病変は認められなかった。翌日，背部痛が増悪し，CT血管造影にて腎動脈以下の腹部大動脈瘤破裂が認められたため，緊急の経皮的血管内動脈瘤修復術が施行された。術後10日のCT血管造影では，エンドリークのないステントグラフトの開存を認めた。患者は安定した状態で術後12日に退院した。

6) 新たな治療法あるいは既存の治療の新しい組み合わせの提案

上腕骨における腎癌転移の外科的管理：trabecular metal spacer の新規使用[6]

　腎細胞癌の上腕骨転移は珍しくない。外科的腫瘍切除が治療の中心となるものの，術後の機能障害が問題となる。Trabecular metal spacer の使用は，脊椎および関節の手術で実施されている。しかし，骨腫瘍切除後再建における使用はまだ報告されていない。症例は，60代男性。痛みを伴う両側上腕骨転移に対して腫瘍切除を行い，欠損部に trabecular metal spacer を挿入した。2年後の臨床所見およびX線検査にて，良好なインテグレーションと痛みの改善，機能回復が確認された。

7) 望外の効果を示した試行的治療

敗血症性ショックに合併した頻脈誘発性心原性ショックに対するランジオロールの使用[7]

　敗血症性ショック治療中の上室性頻脈性不整脈を治療するためにβ遮断薬が投与されることがある。症例は，74歳女性。敗血症性ショックに心房細動による頻脈を伴い，ベラパミルやジゴキシンを含む従来の治療法には抵抗性であった。ランジオロール（超短時間作用型β遮断薬）による治療が開始され，その後心拍数と血圧の有意な改善が示された。

8) 診断・治療上の新たな課題（倫理的・社会経済的問題による治療の制約など）の提示

人種的および社会経済的健康格差がある社会における進行精巣癌症例[8]

　症例は，32歳のアフリカ系アメリカ人男性。6カ月前から特徴的な片側精巣肥大と腹痛を呈した。精査の後，転移性精巣セミノーマと診断された。典型的な精巣癌とは異なり，アフリカ系アメリカ人という人種およびより低い社会経済的状況（socio-economic status, SES）が疾患の進行と関連しているとみられる。精巣癌の分布が，高いSES

の白人男性から低いSESのアフリカ系男性にも広がっていることを示唆する。また本症例は，人種差が医療サービス提供の格差にも影響する可能性を示唆するものである。

Key Messages

• 症例報告を行うことにより，自身の臨床経験を多くの臨床家にシェアできます。

• 症例報告にチャレンジすることを通じて，日常臨床のモチベーションを高められます。

• 日頃から症例報告を意識して臨床業務に当たることが大事です。

• 症例報告は，聴衆や読者の興味を引く新規性のある内容である必要があります。

文 献

1）Pagali S, Parikh RS. Severe urticarial rash as the initial symptom of COVID-19 infection. BMJ Case Rep 2021; 14: e241793. PMID: 33766974

2）Al-Dury S, Khalil M, Sadik R, et al. Appendicitis: a rare adverse event in colonoscopy. BMJ Case Rep 2021; 14: e242523. PMID: 34312128

3）Mandal SK, Ganguly J, Mondal SS, et al. An unusual association of autosomal polycystic kidney disease and multiple myeloma. BMJ Case Rep 2014; 2014: bcr2013201637. PMID: 24419640

4）Raj R, Sud P, Saharan N, et al. Laryngeal tuberculosis: a neglected diagnosis. BMJ Case Rep 2022; 15: e248095. PMID: 35131802

5）Li B, Prabhudesai V, Wheatcroft M, et al. Myocardial ischaemia secondary to ruptured abdominal aortic aneurysm. BMJ Case Rep 2022; 15: e248271. PMID: 35115331

6）Onafowokan OO, Agrawal S, Middleton RG, et al. Surgical management of renal cancer metastasis in the humerus: novel use of a trabecular metal spacer. BMJ Case Rep 2022; 15: e244313. PMID: 35140079

7）Arita Y, Segawa T, Yamamoto S, et al. Landiolol is effective for the treatment of tachycardia-induced cardiogenic shock in patients during septic shock therapy. BMJ Case Rep 2017; 2017: bcr2017222268. PMID: 29092973

8）Kaufman M. Advanced testicular cancer in a society of racial and socio-economic health disparity. BMJ Case Rep 2013; 2013: bcr2013009277. PMID: 23813997

2 症例報告を学会発表しよう

1 学会発表の意義

1)「学会」と「学術大会」

　学会は，同じ研究領域・分野の研究者たちによって構成される団体です。会員は年会費を支払うことにより，学術関連情報の提供など，さまざまな特典を受けられます。学会は学術大会を1年に1～数回開催したり，ジャーナルを発行したりして，研究者たちの研究成果発表の場を提供します。

　学術大会（または学術集会）とは，同じ研究領域の研究者たちが一堂に会し，互いの研究成果を発表して議論しあう場所です。お偉方の先生たちによる基調講演や教育講演，著名人による招待講演，各分野のトップランナーたちによるシンポジウムなど，若手研究者にはとても勉強になるコンテンツもあります。

　「学会」という言葉は，「学術大会」と同義で用いられることもあります。「学会の理事」という場合の「学会」は，団体としての学会を指します。「学会発表」という場合の「学会」は，学術大会を指しています。

　学術大会は，いわば同業者の集まりです。専門特化した学会ほど，学術大会には専門分野が近い医療者や研究者が集います。同じ専門領域の方々ならば，自分の報告内容をよりよく理解してもらえるでしょう。同業者ならば当然知っているであろう背景知識の説明はスキップできます。同業者同士だからこそ，奥の深い有意義な議論が可能になります。

2) 学会発表の形式

　学会発表の形式には，主に口演とポスター発表の2つがあります。

　口演では，演者がスライドを用いて口頭発表します。司会進行役は座長が行います。学会会場の現場で，舞台に立って発表することが一般的ですが，コロナ禍以降はオンラインによる口演も増加しています。

　発表時間はさまざまです。基調講演・教育講演・招待講演などは口演時間が60～90分ということもあります。一般演題の口演時間は限られています。各学会によってさまざまであり，15分の口演の後に5分間の質疑応答，もっと短い場合は7分の口演の後に3分間の質疑応答，というケースもあります。

　ポスター発表では，大判印刷されたポスター（一般にはA0サイズ1枚）を学会会場内の所定の位置に演者自らが掲示します。学会期間中，来場者はいつでも掲示されたポスターを閲覧できます。ポスター演者は決められた時間にポスターの脇に立ちます。聴衆は多数のポスターを眺めつつ，興味のあるポスターの前で立ち止まります。演者は聴衆に研究内容を説明し，質問にも応じます。あるいは，演者ごとに発表時間が割り当てられていることもあります。ファシリテーターである座長の司会進行に沿って，演者はポスターの脇に立って発表を行い，引き続いて聴衆との質疑応答を行います。

　ちなみにA0印刷は業者に依頼すると1枚数千円かかります。大学の図書館で大判印刷用のプリンターが設置されていることもあり，それだといくらか安上がりです。紙でなくクロス（cloth）といわれる布に印刷する方法もあります。紙の場合，ロール状に丸めて持ち運びしなければならず，かさ張るのでやや不便です。特に海外学会発表では，飛行機内の荷物入れにも入らなくて困ることがあります。クロスならば折りたたんでも皺にならず，カバンの中に入れて持ち運べます。ただしクロス印刷の費用は高めです。

口演とは異なるポスター発表の特徴として，発表内容が長時間にわたって白日の下にさらされる点が挙げられます。興味をもってもらった方に発表内容をじっくりと見てもらうことができます。また，口演では演者が壇上に立って多数の聴衆に向かいプレゼンテーションするのと異なり，ポスター発表は聴衆と同じ目線で距離が近い点も特徴です。ときには一対一の対話もあります。

　口演における質疑応答では，質問者は自身の所属と名前を告げてから質問することがマナーです。いきなり質問を始めると，座長から所属と名前を告げるように促されます。質問者は自身が何者であるかも含め，質問内容を聴衆に聞かれるので，下手な質問はできないでしょう。その点では，質問者にとってもプレッシャーがかかります。頓珍漢な質問をして演者の返り討ちにあい，逆にしどろもどろになっている質問者を見かけたこともあります。

　一方のポスター発表では，質問者にあまりプレッシャーがかかりません。下手な質問も多くなります。このように，初見の相手との一対一のコミュニケーションは，良いことばかりではありません。とはいえ，自分のポスターに興味をもち質問を投げかけてくれた相手に対しては，まず感謝の言葉を述べましょう。相手が発表内容に関する背景知識を十分に備えていない場合，それを簡潔に説明し相手に理解してもらう力は，むしろポスター発表にこそ求められます。

　学会によって，口演かポスター発表かを演者が選べる場合もあります。一般に，口演の枠は限られるため，口演を希望しても主催者の判断でポスター発表に回されることもあります。そのため口演の方が格上で，ポスター発表の方がsuboptimalとみなされがちです。しかし，実際にはそうとも限りません。主催者は応募者の抄録だけを読んで判断するわけであり，抄録での評価が高かったケースでも実際の口演内容が期待外れであることは少なくありません。逆にポスター発表のなかにとても優れた内容が含まれることもあります。「ポスターだから

イマイチ」という先入観をもたないようにしましょう。

3) 何のために学会発表するのか？

　若手研究者にとって学会に参加して症例報告することは，プレゼンテーションの場数を踏む，学会発表準備の過程で多くを学ぶ，異文化コミュニケーションを体験する，研究者同士で交流する，といった意義があります。

①プレゼンテーションの場数を踏む

　学会発表は，自分が真剣に診療に取り組んだ症例から得た知識を，他の医療者にも直接伝え，議論する貴重な機会となります。

　学会発表では，演者は限られた時間のなかでわかりやすい発表をしなければなりません。本番の発表前に予行演習を行い，上司のアドバイスをもらってスライドを修正したり，説明の仕方をブラッシュアップしたりします。その過程こそ，プレゼンテーションのスキルアップにとって重要です。

　ポスター発表では，一対一の対話型コミュニケーションのスキルアップも期待できます。ポスターの前に立ち止まってくれた人たちのために，短時間での内容説明や議論を繰り返します。これによって，自身の説明が洗練されたり，質問に当意即妙に答えるトレーニングになったりします。

　症例報告にとどまらず，いずれはまとまった症例数の臨床研究を行い，その成果を学会発表するチャンスがあるかもしれません。症例報告の学会発表は，その日のための練習，ともいえるでしょう。

②学会発表準備の過程で多くを学ぶ

　学会発表する意義として，学会発表の準備のなかでいろいろ勉強しなければならず，その過程で学ぶことが多い点も挙げられるでしょう。専門書を紐解いたり，UpToDateを読み込んだり，PubMedで先行研究を検索・レビューしたりすることで，知識の整理やアップデー

トが可能になります。

　忙しい日常臨床を送っていると，新しいことを学ぼうというモチベーションがなかなか湧いてきません。学会発表という1つの目標があれば，それに向かって勉強せずにはいられません。つまり学会発表が自分の勉強のkey driverになります。

③異文化コミュニケーションを体験する

　学会は異文化コミュニケーションの場でもあります。特に臨床では，施設によって微妙に診療方針や意思決定プロセスが異なることがあります。大学病院と民間病院では大いに異なり，また大学病院間でもかなり異なっていることがあります。A大学とB大学，どちらの診療方針が正しいのか，直接比較研究でもしない限り，白黒はつけられません。しかし，そのような違いがあることを垣間見ることができるのも，臨床学会の面白さの一つといえるかもしれません。

　実際，ある施設からの報告内容について，「うちではこうしている」というコメントを投げかけてくる質問者が多いのは，臨床学会の一つの特徴です。このような意見交換は意外に重要です。どちらが正しいか白黒つけられない以上，どちらの意見も尊重すべきです。自施設と異なる診療方針があることを知り，より良いと考えられる部分については参考にする，という姿勢も重要でしょう。ときには自身の診療方針を批判的に評価され，新しい視点に気づき，自身の臨床プラクティスの改善につながることもあるでしょう。

④研究者同士で交流する

　学会は，研究者同士の交流の場でもあります。学会では，休憩時間や懇親会の場で，研究者同士の私的な交流が生まれます。同じ施設の上司や同僚とは違う間柄の仲間をつくることができます。

　上記のすべてを通じて自分自身が成長することが，学会発表の利点といえるでしょう。学会発表することで，研究力だけでなく，人間力

もアップするでしょう。ここでいう人間力とは，日常の仕事からアウトプットを引き出す能力，プレゼンテーションをやりこなす度胸，人とのコミュニケーション能力，苦難を乗り越える胆力，上司や同僚への感謝，それらを含めた総合力です。

　学部の教育だけでは，人間力は十分に磨かれません。学生時代の勉強は受け身のことが多いでしょう。社会人になってからの勉強は能動的です。勉強のやり方，アウトプットの出し方，評価のされ方がまるで違います。学会発表は，社会人としての勉強の機会であり，大きな成長が期待できます。

4) 学会発表は業績になるか？

　学会発表は一応，研究業績の一つにはなります。就職活動の際に，履歴書に学会発表の業績を載せることもできるでしょう。ただし，民間病院に就職する際には必須ではないかもしれません。大学医学部の教員になる際にも，一般的には学会発表の業績はあまり評価されず，論文業績の方がより評価されるでしょう。ということは，いずれの場合も，就職を有利にするためだけに学会発表するというのはあまり合理的ではないかもしれません。

5) 学会に対する批判

　一般演題は，多くの参加者に発表の機会を提供するため，個々の口演時間は限られています。口演時間が「発表7分，質疑応答3分」ということもあります。これでは短すぎて討論を深めることはできない，という批判はありうるでしょう。

　学会の専門医を取得するための要件として学会参加や学会発表が必須とされていることもあります。それだとあまり学会発表のモチベーションは上がらないかもしれません。単に学会に参加して発表したという，アリバイづくりの場になっている，との批判も避けられないで

しょう。

　一般演題は研修医や若手研究者のデビュー戦の場としての意味しか
なく，学術的に深い議論があまりない，といわれることもあるかもし
れません。これに対しては，私見ですが，学術的に深い議論はシンポ

コラム

❖私の学会発表デビュー

　私の学会発表デビューは1995年，研修医1年目の頃，「外科集談会」での
発表でありました。外科集談会のホームページによれば，外科集談会は「若手
外科医師の登竜門」であり，「明治35年から800回を越える開催回数を有す
る歴史ある学術集会」だそうです[1]。現在は，「発表筆頭者は，外科専門医認
定試験に必要な業績7単位を取得」できるようです。

　東京大学第2外科（当時）の研修医は，外科集談会での発表が事実上の義務
でありました。その頃，PowerPointで作成した原稿を写真撮影したカラー
ポジフィルムを作成しなければなりませんでした。写真撮影，フィルムの現
像，それらを1枚ずつ5×5cmの枠にはめる作業は，業者に依頼しました。
それらの作業には数日かかるため，早めの準備が必要でした。フィルム作成
後，発表前日にスライドの誤りに気づいたりすると悲惨です。修正は間に合
いません。

　スライドは演者自ら学会の会場に持参しなければならず，それを備え付け
のスライドプロジェクタで拡大投影しながら発表しました。プロジェクタに
は，円形のトレーを回転させながらスライドを次々に映写するタイプがあり，
トレーに1枚ずつスライドを装填する作業がなかなかの手間でした。入れ方
が上下逆さまや裏返しにならないように気を付けなければなりません。10枚
程度のスライドを並列した長い板状のスライドバーを左右に移動させて1枚
ずつ投影するタイプのプロジェクタもあり，これだとトレーに1枚ずつ装填
する手間が省けて楽でした。

ジウムなどで行えばよいのであって，一般演題は研修医や若手研究者のデビュー戦の場であってもよいと考えます。逆にいえば，それも学会の重要な役割の一つでしょう。学会という同業者が集まる場所で，経験を積んだ臨床家や研究者が，若手に厳しい質問を投げかけること

さて，肝心の発表内容について。タイトルは「肝細胞癌副腎転移の一手術例」。自分が研修医として受け持った1例の症例報告であります。孤発性副腎転移を伴う肝細胞癌に対して，原発巣の切除と同時に副腎摘除術を施行した症例です。当時の私はこの発表に当たり，研修医の膨大な雑用の合間を縫って，精一杯準備しました。文献を調べた結果，副腎には種々の血行路があって血流も豊富であるため，他臓器の悪性腫瘍の転移自体は珍しくないことがわかりました。当時入手したある文献では，担癌患者であった遺体の剖検において，副腎転移を認めたものは14.3% (10,127/70,804) であったそうです。原発は，肺癌が32.2%，胃癌が22.5%，膵癌が8.6%，肝癌が6.8%，乳癌が4.4%でした[2]。とはいえこれらは剖検例です。臨床的に肝癌の孤発性副腎転移が発見されることは比較的珍しく，また副腎転移の外科的切除の報告も少数でした。

正直なところ，今にして思えば，大して新規性はなく，学術的価値もそれほど高くありませんでした。とはいえ，自分にとっては記念すべき学会デビューであり，その経験は以降の数々の学会発表や講演にも生かされていると思います。後日，この学会発表のタイトルと自分の氏名が医中誌の会議録に掲載されていることを発見した際は，少しうれしく思いました[3]。

文　献

1) 外科集談会ホームページ
http://plaza.umin.ac.jp/~shudanka/index.html (2022年8月15日閲覧)
2) 北村慎治，藤永卓治，大川順正. 転移性副腎腫瘍の1例 5年間の日本病理剖検輯報による統計的検討. 日泌会誌 1982; 73: 1324-32.
3) 康永秀生, 他. 肝細胞癌副腎転移の一手術例. 日臨外医会誌 1995; 56: 1753.

は，ある意味で彼らの成長を応援しているともいえるでしょう。

　単に知識を得たいだけならば，UpToDateやPubMedで情報を得る方が効率は良いでしょう。学会は単に情報収集の場にとどまるのではなく，経験者から若手にエールを送る場でもあります。

❷ 学会発表に向けた準備

1) 学会発表の申し込み

　学会のホームページを確認し，学術大会の開催時期や演題登録の期限をチェックしておきましょう。演題登録の時点では，発表のタイトル，演者および共同演者，300字程度の抄録を提出する必要があります。

　抄録の執筆は，演題登録締め切りの日よりも十分に余裕をもって完了し，共同演者に事前に送って確認をお願いすることがマナーです。締め切り前日に共同演者に抄録をメールで送りつけて「明日の〇時までにご確認をお願いします」などと依頼するような行為が，大変な非礼に当たります。遅くとも1週間前には抄録を送って，内容に関するコメントを仰ぐようにしましょう。

2) スライドの作成

①情報の整理

　症例報告に記載する情報を整理しましょう。カルテ情報から，患者の背景，既往歴・家族歴，現症，検査所見，症状や治療の経過，手術所見，転帰などの情報を収集します。時系列で整理するために，日付情報も併せて収集することが必須です。

　初期にはある程度網羅的に情報収集するとしても，すべての情報をスライドに盛り込むことはできません。提示すべき情報を厳選したり，内容を要約したりする必要があります。

特に検査所見は，発表内容に応じた情報の抽出が必須です。入院期間が長いほど，入院中に行った検体検査，生体検査，画像診断は多くなります。血液検査は入院時や治療前・後のデータのみを選ぶことにしましょう。重要な項目は，異常値のみならず正常値も列挙しましょう。CTやMRIなどの画像は，キーとなるスライスのみを選びましょう。治療の経過は適切に要約することが必要です。

②スライドの体裁

スライドの体裁は，無難なスタイルに整えることを推奨します。どのようなフォント，文字色，背景デザインを使おうと自由です。しかし，スライドの体裁に凝ったり，奇抜なスタイルを使ったりしても，あまり意味はありません。スライドはSimple is bestです。

日本語フォントは，MSゴシック，MSPゴシック，MS明朝，MSP明朝のいずれかとします。英語フォントは，Times New Roman, Arial, Centuryのいずれかを用いれば十分です。奇抜なフォントを使うと読みにくいことがあります。一般的でないフォントの場合，学会会場備え付けのPCを使うとそれが反映されないこともあります。

背景色は白，文字色は黒がベストです。なぜならば，それが最も見やすいからです。強調したい箇所だけ太字にしたり，アンダーラインを引いたり，文字を赤色に変えたりしてもよいでしょう。

Microsoft PowerPointにはさまざまにプレゼンテーションを演出する機能がついています。背景の効果（「すりガラス」「光沢」「グラデーション」など），アニメーション（「アピール」「フェード」「スライドイン」など），「画面切り替え」機能（「垂れ幕」「カーテン」「クシャクシャ」「折り紙」など），いずれも使いたければ使ってよいでしょう。しかし，スライドの見栄えの良さで聴衆の関心を引いても仕方がありません。あくまで発表の内容でアピールすることを心がけましょう。

近年は学会のオンライン開催が増えています。オンラインからPowerPointスライドを画面共有する場合，スライドのサイズはワイ

ド画面（16：9）の方が画面を広く使えます。しかし標準（4：3）でも特に支障はありません。

3) 発表練習

　制限時間内に発表する練習は必須です。学会会場では，スピーチの終了時間を告げるアラーム音が鳴らされるものです。時折，終了時間を超えてもまだしゃべり続けている演者を見かけます。見苦しい限りです。ルールやマナーを守れない人は，他者に悪い印象しか与えません。

　7分の発表時間ならば，6分50秒でスピーチが完了するように練習しておきましょう。「ご清聴ありがとうございました」という最後の言葉の直後に終了のアラームが鳴れば，時間ぴったりのプレゼンテーション，という好印象を聴衆に与えることができます。

　スライドの「読み原稿」を作成してもよいでしょう。練習の段階で，読み原稿を暗記するぐらいに何度も読んでおきましょう。

　所属する診療科や研究室などで発表の予行演習の機会があれば，それを積極的に利用しましょう。予行演習の場で聞かれた質問と同じような質問が本番でも挙がってくることもあります。

4) いざ発表

　学会会場にたどりついたら，まず行うことはスライド登録です。スライドのファイルが保存されたUSBメモリを係員に手渡し，学会備え付けのPCにコピーしてもらいます。その際に，スライドの動作チェックも行います。

　発表会場にはなるべく早く到着しておきましょう。会場の雰囲気を肌で感じておくことは重要です。自分の発表の1人手前の発表時に，「次演者席」に着席しておきましょう。自分の発表の番がくれば，座長の指示に従って壇上に上がります。

　通常，スライドを投影されたスクリーンが見やすくなるように，会場内の照明は落とされ，真っ暗闇でない程度に暗くなります。演者が立つ壇だけピンスポットの照明が当てられることもあります。

　発表中，聴衆はスライドのスクリーンを眺めていることが多く，演者の姿を眺めることはあまりありません。しかし，それでもやはり演者は胸を張り，前を向いて話す方がよいでしょう。ハッタリでもいいので堂々とスピーチしましょう。演者はスクリーンを見るのではなく，壇上のPCをちらちら見ながら，視線を頻繁に会場の方に移しましょう。会場全体を見渡せるように適宜視点を移動します。

　下を向いて原稿をボソボソ読むのは厳禁です。そんな貧相な話し方をしていると，発表の内容まで貧相であると誤解される恐れがあります。質疑応答の際に攻撃を受ける誘因となりうるので注意しましょう。

　ときに質問者が発表内容を酷評することがあります。答えようのない意地の悪い質問を投げかけてくることもあります。ひどいことを言われても微動だにせず，堂々と対処すればよいでしょう。質問をしてくるのは，それだけ発表内容に関心があるからです。とりあえず「ご質問ありがとうございます」と謝意を述べましょう。わかりにくい質問の場合は聞き直してもかまいません。質問に対する答えがわからない場合，しどろもどろになったり，フリーズしたりするよりは，「わかりません」とはっきり言う方がよほどよいでしょう。

　むしろ質問が全くない方が悲しむべき状況です。なぜなら，質問がないのは聴衆に興味を抱いてもらえなかったことの証左であるからです。聴衆から質問がない場合は座長が何かしら質問をしてくれるはずです。しかし，座長は場の進行を重視して答えやすい質問をすることが多く，たいていは歯ごたえのない質問です。座長からしか質問がなかった発表は大いに反省すべきです。なぜ自分の発表は聴衆の興味を引かなかったのかよく考えて，次なる発表にはその反省点を生かすようにしましょう。

5) オンライン開催

　2020年から新型コロナウイルス感染症の影響で，学会のオンライン開催が増えました。オンライン学会は，リアルの学会のような研究者同士の交流の場があまりありません。リアル学会の休憩時間や懇親会の場で生まれる，研究者同士の私的な交流がありません。リアルの学会ならば，学会終了後にご当地グルメを楽しんだり，会場近くの観光スポットにちょっと足を運んだりもできますが，オンライン学会ではそのような興趣や旅情を味わう余地はありません。

　発表の雰囲気もまるで違います。オンライン学会は聴衆の顔もリアクションもほとんど見えません。そのため私自身は，オンライン学会での発表にはやや張り合いがないように感じられてしまいます。やはり多数の聴衆が詰めかけ熱気があふれる会場で声を張り上げる方が，私には性が合っています。聴衆が身を乗り出したり，うんうんと頷いたり，驚きの表情を見せたり，そういった聴衆の反応を見ることが好きだからです。

　とはいえ，オンライン学会も悪いことばかりではありません。リア

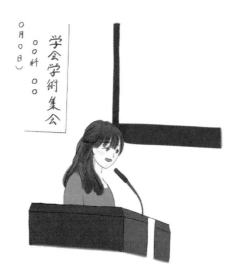

ルの学会は移動が大変です。海外学会ならなおさらです。自宅や職場から気軽に参加できるのはオンライン学会の良い点でしょう。

　オンライン学会では，事前に発表動画を作成して学会事務局に送り，それを当日放映するということも多くなっています。その場合も質疑応答だけはライブで行われることがあります。動画はPower-Pointや，ZoomなどのWeb会議用ツールの録画機能を使って作成できます。演者にとっては，会場での発表と違い，事前録画ならば緊張感なく発表できるでしょう。また，発表動画を学会後もオンデマンド配信されることも多くなりました。

　このように学会の在り方もずいぶん変わってきました。その時代に即した学会への参加の仕方があります。学会も進化していくので，それに乗り遅れないようにすることも大事でしょう。

Key Messages

- プレゼンテーションの場数を踏むために積極的に症例を学会発表しましょう。

- 学会発表の準備を行う過程こそ，臨床家にとって貴重な学びの機会です。

- 学会は多くの施設の医療従事者との異文化コミュニケーションの場です。

- 学会は研究者同士で交流し人脈をつくる場でもあります。

- 学会発表することで，研究力だけでなく，人間力もアップするでしょう。

- 抄録は締め切り1週間前までに共同演者に供覧し確認依頼することがマナーです。

- 制限時間内に口頭発表するための練習は必須です。

第 **2** 章

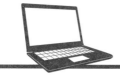

症例報告論文の執筆

目の前の患者からはじまる臨床研究

1 症例報告を論文発表しよう

1 学会発表で終わらせず論文発表する意義

1) 患者に始まり患者に終わる

　　症例報告を論文形式にまとめたものが症例報告論文です。症例報告論文の特徴として，原著論文に比べて取り組みやすいことが挙げられます。原著論文には数百例，少なくとも数十例の症例が必要であるのに対し，症例報告論文は1例からでも成立します。

　　にもかかわらず，症例報告の多くが学会発表のみにとどまり論文化されません。研修医などの若い先生がプレゼンテーションの経験を積むために症例報告をするならば，学会発表のみでもよいでしょう。しかし，研修医レベルを卒業したら，学問的価値のある症例をみつけて論文として発表することをお勧めします（表2-1）。

　　症例報告論文は，臨床家が遭遇した困難な症例の経験や，将来の臨床研究につながりうる新規性のある診療の試みなどを紹介するための

表2-1　症例報告の学会発表と論文発表の違い

●症例報告の学会発表
・プレゼンテーションの経験を積める
・学会に参加することで研究者同士での交流につながる
・発表時間が限られており，ある程度は詳細を省略できる
・後世には残らない
　など

●症例報告の論文発表
・論文として出版されることで，より広範囲に普及される
・将来，臨床研究を行い原著論文を執筆する準備となる
・内容には，学会発表よりも高いレベルでの新規性が求められる
　など

貴重な媒体となります。稀な疾患・病態の症例報告が契機となって，疾患の病因や治療法が新たに発見されることもあります。1つの症例報告が多くの患者の診療に還元される可能性を秘めています。まさに「患者に始まり患者に終わる」といえます。

2) 論文はごまかしがきかない

　学会発表の内容は後世には残りません。症例報告論文として出版されれば，学会誌に掲載されたり，PubMedや医中誌で検索可能になったり，時間的にも空間的にも広範囲にその情報を伝えることが可能になります。

　7〜10分程度の口演の場合，説明を端折るなど，ある程度のごまかしも可能です。しかし論文の場合はごまかしがききません。なぜなら，原著論文と同様，症例報告論文もピアレビュー（peer review）が行われるからです。論文は読者が何度も読み返すことができ，他の情報と照合して内容の妥当性を検証できます。つまり論文に書かれる文章は，批判に耐えられる内容でなければなりません。論文のなかで何か具体的なステートメントを発するには，観察された事実や先行研究の知見などの根拠を必ず示す必要があります。

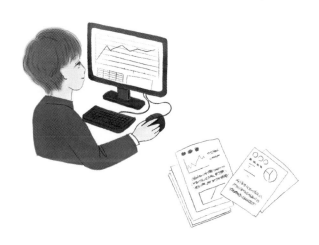

症例報告論文を書くことによって，科学的に精緻な文章を書く力を身に付けられます。医学部卒業後の早い時期からこのようなスキルを

コラム

❖ 学会発表後の論文出版率

学会発表だけで終わるのではなく，発表内容を論文にして出版することが大事，とはよくいわれます。しかし実際に，学会発表後に論文発表にまでたどり着くケースはどの程度あるのでしょうか？ これに関する実態調査が日本で行われ，その結果をまとめた論文が2018年に*BMJ Open*に掲載されました[1]。

著者らは，2010～2012年の日本プライマリ・ケア連合学会年次学術大会で発表された抄録の論文出版率と，出版に関連する要因を調べました。1,003の抄録のうち，38（3.8％）はその後に査読付きジャーナルに掲載されました。公開までの期間の中央値は15.5カ月でした。ポスター発表に比べて口頭発表の方が，また大学に所属する筆頭演者の発表の方が，論文出版率は高かったそうです。しかし，大学に所属する筆頭演者の発表ですら，論文出版率は11.9％（151抄録中の18抄録）にとどまっていた，とのことです。

さて，この数字が日本プライマリ・ケア連合学会以外の学会にも一般化可能性があるかどうか，本研究からだけではわかりません。本結果に対して，「学会発表だけでなく，論文を書くのも頑張らなきゃ」と解釈するかどうかは，各読者にゆだねられているでしょう。

文献

1）Komagamine J, Yabuki T. Full-text publication rate of abstracts presented at the Japan Primary Care Association Annual Meetings (2010-2012) : a retrospective observational study. BMJ Open. 2018; 8: e021585. PMID: 29934391

磨いておくことは，将来臨床研究を行い，原著論文を執筆するための準備にもなります。

また，症例報告論文も英語で書くことを強く推奨します。なぜなら，その価値ある情報を世界中の臨床家と共有したければ，英語というツールを使わない手はないからです。英語の症例報告論文は，世界中の臨床家に役に立つ情報になりえます。類似の病態を呈した患者の診断・治療の一助として，世界のどこか知らない国の医師によって活用されるかもしれません。

2 どのような症例が論文化に適しているか？

症例報告論文に取り上げられるテーマは，症例報告の学会発表におけるテーマと変わりありません。症例報告論文においても，表2-2に示すような内容を1つ以上含んでいる必要があります。

しかし，症例報告論文はより高いレベルで新規性を求められます。症例報告の学会発表は，あまり新規性のない発表も多数あります。そういう発表は，学会発表どまりで，論文化には適さないこともあります。

表2-2　症例報告に含まれるべき内容（表1-1を再掲）

1	未知あるいは非典型的な症状
2	未知あるいは稀な有害事象
3	ある疾患の教科書的な病因とは異なる病因を示唆する症例
4	診断困難な希少疾患の確定診断に至ったプロセス
5	治療中または経過観察中における予期しなかった事態の発生
6	新たな治療法あるいは既存の治療の新しい組み合わせの提案
7	望外の効果を示した試行的治療
8	診断・治療上の新たな課題（倫理的・社会経済的問題による治療の制約など）の提示

論文化に適しているかどうか検討するために，先行の症例報告論文の徹底的なレビューが必須となります。PubMedや医中誌による検索を通じて，過去に類似の報告がないかをチェックしましょう。英文の症例報告論文は，後述する症例報告に特化したジャーナルから検索するのが効率的です。

　　症例報告は，多くの症例を対象とする臨床研究と比べて，格下といわれることがあります。しかし，症例報告にしかできないこともあります。非常に特異的な症例であって，複数症例をもって一般化することが困難な場合などでは，症例報告が優れたエビデンスを提供することもあります。

コラム

❖ 私が最も衝撃を受けた症例報告

　　私は2021年4月に長崎市で開催された第64回日本手外科学会学術集会に招待され，教育研修講演を行いました。講演のタイトルは「臨床研究デザイン入門」でした。

　　講演会場に早く着いたので，同じ会場で自分の講演の1つ前に行われていたシンポジウムを聴講しました。シンポジウムのテーマは「重症手指外傷」です。興味津々で眺めていたところ，東京大学形成外科の元教授である光嶋勲先生がオンラインでご登壇されました。現在は広島大学でご活躍されているそうです。

　　光嶋先生の症例報告に，私は目を見張りました。右手の外傷により親指以外の4本の指を失った若年女性に対して，足の指1本を手の小指の位置に移植した，という内容です。指が1本から2本になったことにより，指先でpinchする（物をはさむ・つまむ）ことが可能になったとのことです[1]。

❸ 症例報告を掲載するジャーナル

　近年，多くの老舗ジャーナルは原著論文（original article）と総説（review）しか掲載しなくなっています。一方で，症例報告に特化したジャーナルも増えています。国内でも，例えば日本外科学会は2015年に症例報告に特化した *Surgical Case Reports* を発刊し，機関誌である *Surgery Today* には症例報告を掲載しなくなりました。なお日本内科学会の機関誌 *Internal Medicine* は症例報告を掲載しています。海外誌では，次の症例報告ジャーナルが比較的有名です。

　目からうろこです。光嶋先生といえば，世界中から手術見学者が訪れるほど有名な形成外科医です。その高度な技術に舌を巻くとともに，その技術が患者のQOLの劇的な向上に役立っていることに驚嘆しました。

　この症例報告はまさしく特異的な症例であって，複数症例をもって一般化することは困難です。1例の症例報告が優れたエビデンスを提供する，典型例といえます。

　さて，このシンポジウムのすぐ後に，私は多くの形成外科医や整形外科医を前に，「臨床研究デザイン入門」のお話をしました。介入研究と観察研究，偶然誤差と系統誤差，交絡調整のための統計手法，といったような内容です。しかし私は，多数症例の臨床研究だけが優れているわけではない，ときに1例の症例報告が優れたエビデンスを提供することがある，ということを力説しました。

文　献

1) 光嶋勲，今井洋文，盧率智，他. マイクロを用いた挫滅手の再建　合併・複合型穿通枝移植片と趾移植の応用. 日手外科会誌 2021; 38: SY 5-6.

31

・*BMJ Case Reports*

https://casereports.bmj.com/

・*Clinical Case Reports*

https://onlinelibrary.wiley.com/journal/20500904

・*Journal of Medical Cases*

https://www.journalmc.org/index.php/JMC

・*Journal of Medical Case Reports*（*BMC*）

https://jmedicalcasereports.biomedcentral.com/

　症例報告に特化したジャーナルは一般にインパクト・ファクター（impact factor）を公表していません。症例報告はあまり引用されないため，インパクト・ファクターがついたとしても低い値になるためでしょう。例外的に，*BMJ Case Reports*はインパクト・ファクターを公表しています。2021～2022年のインパクト・ファクターは0.477でした。症例報告ジャーナルは，インパクト・ファクターよりも，情報共有や教育的な価値に重きを置いているといえます。

 Key Messages

◆ 論文に書かれる文章は，批判に耐えられる内容でなければなりません。

◆ 症例報告論文執筆は，将来の原著論文執筆のための準備になります。

◆ 症例報告論文は，学会発表よりもさらに新規性を求められます。

◆ 近年，症例報告に特化したジャーナルが増えています。

2 症例報告論文の書き方

■ 症例報告論文執筆の基礎知識

1) 症例報告論文のスタイル

　一般に症例報告論文では，Title（タイトル），Key Words（キーワード），Abstract（抄録）に引き続き，本文はIntroduction（緒言），Case（症例），Discussion（考察），Conclusion（結論），Reference（参照文献）というパーツで構成されます。

　しかしスタイルはジャーナルによってさまざまです。各ジャーナルの投稿規定に沿うようにしましょう。

　*BMJ Case Reports*のホームページ内の"For Authors"というページに，"How to write for BMJ Case Reports"という欄があります[1]。そのなかに"Full cases template（Word document）"というリンクがあるので，それをクリックしてテンプレートをダウンロードしましょう。この文書は大変役に立つので，内容を確認し活用されることをお薦めします。

　なお，各パーツを執筆する順番は，Introduction ⇒ Case ⇒ Discussion ⇒ Conclusion ⇒ Abstract ⇒ Title とすればよいでしょう。原著論文の執筆がIntroduction ⇒ Methods ⇒ Results ⇒ Discussion ⇒ Conclusion ⇒ Abstract ⇒ Title の順となることと基本的に同じです。症例報告論文の投稿から査読，修正，受理，掲載に至るプロセスや手続きは，原著論文と変わりがありません。これらに関する詳細は，拙書『必ずアクセプトされる医学英語論文　完全攻略50の鉄則　改訂版』（金原出版）をご参照ください。

2) 症例報告論文の執筆ガイドライン

CARE（CAse REports）ガイドラインは，症例報告論文の正確性や透明性を高めるために専門家らによってまとめられたガイドラインです[2]。症例報告論文に含めるべき項目のチェックリストも示されています。症例報告論文執筆の際には，投稿先のジャーナルの投稿規定に加えて，CAREガイドラインにある30項目のチェックリストも参考にするとよいでしょう（表2-3）[3]。

CAREチェックリストでは，Case（症例）に相当する部分が，5. Patient Information，6. Clinical Findings，7. Timeline，8. Diagnostic Assessment，9. Therapeutic Intervention，10. Follow-up and Outcomesに細分されています。

症例報告論文の投稿時，多くのジャーナルがCAREチェックリストの提出を要求しています。チェックリストの右端の列にあるReported on Line欄に，各項目に該当するページ番号・行番号を記載します。

表2-3　2013 CAREチェックリスト

1	**Title** – The diagnosis or intervention of primary focus followed by the words "case report".
2	**Key Words** – 2 to 5 key words that identify diagnoses or interventions in this case report (including "case report").
3	**Abstract** – (structured or unstructured)
3a	Introduction – What is unique about this case and what does it add to the scientific literature?
3b	The patient's main concerns and important clinical findings.
3c	The primary diagnoses, interventions, and outcomes.
3d	Conclusion – What are one or more "take-away" lessons from this case report?
4	**Introduction** – Briefly summarizes why this case is unique and may include medical literature references.
5	Patient Information

5a	De-identified patient specific information.
5b	Primary concerns and symptoms of the patient.
5c	Medical, family, and psychosocial history including relevant genetic information.
5d	Relevant past interventions and their outcomes.
6	**Clinical Findings** – Describe significant physical examination (PE) and important clinical findings.
7	**Timeline** – Historical and current information from this episode of care organized as a timeline (figure or table).
8	**Diagnostic Assessment**
8a	Diagnostic methods (PE, laboratory testing, imaging, surveys).
8b	Diagnostic challenges.
8c	Diagnosis (including other diagnoses considered).
8d	Prognostic characteristics when applicable.
9	**Therapeutic Intervention**
9a	Types of therapeutic intervention (pharmacologic, surgical, preventive).
9b	Administration of therapeutic intervention (dosage, strength, duration).
9c	Changes in therapeutic interventions with explanations.
10	**Follow-up and Outcomes**
10a	Clinician- and patient-assessed outcomes if available.
10b	Important follow-up diagnostic and other test results.
10c	Intervention adherence and tolerability. (How was this assessed?)
10d	Adverse and unanticipated events.
11	**Discussion**
11a	Strengths and limitations in your approach to this case.
11b	Discussion of the relevant medical literature.
11c	The rationale for your conclusions.
11d	The primary "take-away" lessons from this case report (without references) in a one paragraph conclusion.
12	**Patient Perspective** – The patient should share their perspective on the treatment (s) they received.
13	**Informed Consent** – The patient should give informed consent. (Provide if requested.)

〔文献3より引用〕

❷ Title（タイトル）と Abstract（抄録）

1) Titleの書き方

　曖昧さのない Title を心がける必要があります。不可解な Title は厳禁です。診断や治療の名称を挿入すれば，PubMed 検索でヒットされやすくなります。

　具体的な Title 例を以下に挙げてみましょう。

① Postpartum haemorrhage associated choroidopathy

② Unusual presentation of superior mesenteric artery syndrome in a child

③ Cooled radiofrequency ablation for pain related to Perthes' disease: a novel application

④ Durvalumab-induced myocarditis, myositis, and myasthenia gravis

　①は Postpartum haemorrhage（分娩後出血）と choroidopathy（脈絡膜症）という一見関連がなさそうな2つの疾患を併発した症例であることが容易にわかります。

　②は "Unusual presentation of …." という症例報告論文では定番の表現を用いています。小児の superior mesenteric artery syndrome（上腸間膜動脈症候群）の特異な経過を示した症例報告とわかるでしょう。

　③は "a novel application" というフレーズから，radiofrequency ablation（ラジオ波焼灼療法）という治療手技に関する新しい手法の考案であることが見て取れます。

　④は durvalumab という薬剤名を先頭に持ってきて，それにより誘発された稀とみられる有害事象を列記しています。

　以降は，*Journal of Medical Case Reports* に掲載された "Durvalumab-induced myocarditis, myositis, and myasthenia gravis: a case report" というタイトルの症例報告論文を例に解説します[4]。

2) Abstractの書き方

Abstractは通常，読者が無料で入手できます。症例報告の場合，最大150単語ぐらいが標準です。無駄のない要点を絞った記載が求められます。読者にとって学びのポイントがわかるようなAbstractの書き方が要求されます。

症例の新規性とそれに対する考察について要約して記述します。単語数制限のため，Caseに記載される細かい臨床経過を，Abstractに書くスペースはありません。その症例の何が珍しいのか，どこが新しい発見か，その発見にどのような臨床的意義があるかを簡潔に書きましょう。

例

Immune checkpoint inhibitors are effective therapies for a wide range of malignancies. Their increased use has led to a wide range of immune-related adverse effects including skin, gastrointestinal, pulmonary, endocrine, cardiac, and neurologic complications.

免疫チェックポイント阻害薬は種々の悪性腫瘍に対して効果的な治療法である。その使用の増加によって，皮膚，胃腸，肺，内分泌，心臓，および神経学的合併症を含む広範囲の免疫関連有害事象が顕在化してきた。

☞ CAREチェックリストのAbstractの "3a. Introduction" に相当する記述です。免疫チェックポイント阻害薬の現代医療における位置づ

けと問題の所在を明らかにしています。

We present the case of a 72-year-old Caucasian man with non-small cell lung cancer who was admitted for dyspnea after two cycles of durvalumab. He was found to have significantly elevated levels of serum creatinine kinase and troponin with a negative cardiac catheterization. During his hospitalization, he developed progressive dyspnea and new-onset axial weakness, ultimately leading to the diagnosis of durvalumab-induced myocarditis, myasthenia gravis, and myositis.

症例は72歳の白人男性。診断は非小細胞肺癌。デュルバルマブを2サイクル投与した後，呼吸困難のため入院した。血清クレアチニンキナーゼとトロポニンのレベルが有意に上昇していたものの，心臓カテーテル検査に異常はなかった。入院中に進行性の呼吸困難と新たに体幹筋力低下を呈し，最終的にデュルバルマブ誘発性心筋炎，重症筋無力症，および筋炎の診断に至った。

Abstract の "3b. The patient's main concerns and important clinical findings"，および "3c. The primary diagnoses, interventions, and outcomes" に相当する記述です。免疫チェックポイント阻害薬の一つであるデュルバルマブ投与後の主な懸念点と重大な所見を記載し，有害事象とみられる各診断に至る経緯を簡潔に記載しています。

This is, to our knowledge, the first reported case of anti-programmed cell death ligand 1-induced combination of myocarditis, myasthenia gravis, and myositis. While the use of immunologic agents has resulted in overall improved cancer outcomes, their increased use has led to a vast spectrum of immune-related adverse effects. We review the diagnostic workup and management of patients with these immune-related adverse effects, underscoring the importance of early identification given the potential for rapid deterioration.

本症例は，我々の知る限り，抗PD-L1抗体誘発性の心筋炎，重症筋無力症，および筋炎が組み合わさった最初の報告例である。免疫学的製剤の使用は全体的に癌の転帰の改善をもたらすものの，それらの使用の増加によって広範囲な免疫関連有害事象が顕在化した。急速な悪化の可能性を考慮すると早期発見が重要であるため，これらの免疫関連有害事象に対する精査や患者管理について概観する。

☞ Abstractの"3d. Conclusion"に相当する記述です。免疫学的製剤の使用の増加によってこれまで目立っていなかった有害事象が明らかになってきたこと，および有害事象が急激に悪化する危険に対する注意喚起を促しています。

3 Introduction（緒言）

Background（背景）と表記されることもあります。一般にIntroductionは，3パラグラフ以内に簡潔にまとめる必要があります。Introductionでは，当該症例のユニークな点と，それが現代の科学に何を追加するかを示す必要があります。当該症例にわざわざ注目する理由，それに関わる臨床的な問題提起を，簡潔に示します。

症例報告では，その疾患では通常みられない所見，特異な臨床経過，治療に対する効果や有害事象などがよく取り上げられます。その疾患で通常みられる所見や一般的な臨床経過，推奨される治療に関する情

報を文献から引用し，Introductionで簡潔に記述しましょう。

　さらに，症例報告で取り上げる患者の主な懸念事項と同じ問題について言及している既発表論文を引用します。

例

> Durvalumab is a human immunoglobulin G1 kappa monoclonal antibody directed against programmed cell death ligand 1 (PD-L1). It has been demonstrated to have significant antitumor activity and is FDA-approved for use in non-small cell lung cancer and urothelial carcinoma. (中略) While immune checkpoint inhibitors (ICI) are now a mainstay of treatment for numerous malignancies, they are also associated with immune-related adverse effects (irAE). The most common irAE for durvalumab are immune-mediated dermatologic reactions (1.6%), colitis (1.6%), hepatitis (1%), nephritis (0.3%), and endocrinopathies including hypothyroidism (7.3%) and hyperthyroidism (1.4%), adrenal insufficiency (0.4%), type 1 diabetes mellitus (<0.1%), and hypopituitarism/hypophysitis (<0.1%). Here, we present a patient who developed a rare combination of adverse effects: myocarditis, myositis, and myasthenia gravis, as a result of PD-L1 inhibition with durvalumab.

> デュルバルマブは，programmed cell death ligand 1 (PD-L1) に対するヒト免疫グロブリンG1 kappaモノクローナル抗体である。有意な抗腫瘍活性があることが実証されており，非小細胞肺癌および尿路上皮癌での使用がFDAによって承認されている。(中略)
> 免疫チェックポイント阻害薬 (ICI) は現在，多くの悪性腫瘍の治療の中心となっているものの，免疫関連有害事象 (irAE) にも関連して

いる。デュルバルマブの最も一般的なirAEは，免疫介在性皮膚反応（1.6％），大腸炎（1.6％），肝炎（1％），腎炎（0.3％）である。さらに，甲状腺機能低下症（7.3％），甲状腺機能亢進症（1.4％），副腎不全（0.4％），1型糖尿病（＜0.1％），および下垂体機能低下症／下垂体炎（＜0.1％）を含む内分泌障害がある。本報告では，デュルバルマブによるPD-L1阻害の結果として，心筋炎，筋炎，重症筋無力症という稀な有害事象の組み合わせを発症した症例を提示する。

☞ CAREチェックリストでは，"4. Introduction – Briefly summarizes why this case is unique and may include medical literature references."とされています。デュルバルマブに関する概要の説明に続き，デュルバルマブに関連するirAEの先行文献における知見を引用し，当該症例がこれまでほとんど報告されていない稀な有害事象を呈した点がユニークであり，それに関する新しい知見を追加することを明示しています。

❹ Case（症例）

Caseに含まれる内容は，CAREチェックリストにある以下の各項目が該当します。

5. Patient Information/ 6. Clinical Findings/ 7. Timeline/ 8. Diagnostic Assessment/ 9. Therapeutic Intervention/ 10. Follow-up and Outcomes

実際の論文ではこれらすべてのパーツを必ずしも網羅する必要はありません。論文の内容に沿って，該当するパーツのみ記載すれば十分です。

1) Patient Information（患者情報）

　匿名化された患者の背景情報，患者の主な懸念事項と症状の詳細，既往歴・家族歴・投薬歴・治療歴を正確に詳述します。年齢，性別，身長，体重などの情報に加えて，医学的背景，社会的背景を含む患者の特徴を，ポイントを押さえて記述します。これらは，当該症例のプロフィールを読者にイメージさせるために重要な情報です。

例

> A 72-year-old Caucasian man with a history of prostate cancer, central serous retinopathy, obstructive sleep apnea, type 2 diabetes mellitus, hypertension, and mild chronic obstructive pulmonary disease but no known coronary artery disease or history of neurologic disorders was first diagnosed with left lower lobe non-small cell lung cancer in 2013, for which he underwent a left lower lobectomy that same year.
>
> 症例は，72歳の白人男性。既往歴に，前立腺癌，中心性漿液性脈絡網膜症，閉塞性睡眠時無呼吸，2型糖尿病，高血圧，および軽度の慢性閉塞性肺疾患あり。冠状動脈疾患および神経疾患の既往はなし。2013年に左下葉非小細胞肺癌を発症し，同年に左下葉切除術を受けた。

　患者のプライバシーを保護するために，個人を特定できる情報はすべてマスクします。名前や住所，生年月日は記載する必要がないし，記載してはなりません。必要がなければ写真に顔を含めてはなりません。顔面に病変がある場合は，患部のみに焦点を当て，その他の部位は適切にマスクする必要があります。

　上記のように完全に匿名化を施した情報であっても，患者本人や家族に無断で患者情報を使用することは不可です。患者本人や家族に丁

寧に説明し，症例報告の同意を得ることが必要です。患者の情報利用に関する承諾書の書式が所属施設によってあらかじめ用意されている場合はそれを利用すればよいでしょう。

2) Clinical Findings（臨床所見）

必要に応じて，重要な身体所見や検査所見を説明します。検査には，検体検査（血液検査，尿検査など），生体検査（心電図，超音波検査など），放射線検査（X線写真，CTなど），病理組織検査などが含まれます。

背景となる患者像を示すすべての所見が該当します。陽性・陰性も含めて，診療の意思決定に不可欠なすべての所見を提示する必要があります。ただし，アウトカム（outcome）と関連しない検査結果を羅列すべきではありません。

例

> Surveillance CT imaging in September 2018 was significant for an enlarging right upper lobe nodule with right paratracheal lymph node involvement. Subsequent positron emission tomography（PET）-CT revealed several FDG-avid mediastinal and right hilar nodes concerning for malignancy.
>
> 2018年9月のCTでは，右気管傍リンパ節転移を伴う右上葉結節の拡大を認めた。PET-CTでは，悪性腫瘍を疑わせるFDG集積性の縦隔および右肺門結節を認めた。

3) Timeline（タイムライン）

症例は，時系列に沿って解説することが一般的です。当該症例に関する重要なエピソードを過去から現在までタイムラインで表示した図や表を示します。

4) Diagnostic Assessment（診断的評価）

　必要に応じて，さまざまな所見が意思決定にどのように影響したかを説明します。診断に当たって直面した困難も記載します。これには検査の限界も含まれます。

　鑑別診断（differential diagnosis）は，患者の症状や身体所見・検査所見を総合的に勘案し，可能性のある疾患を網羅的に挙げたものです。追加された情報を頼りに鑑別診断のなかから絞り込み，確定診断に至るプロセスを踏みます。症例報告において，すべての鑑別診断を羅列することは避けるべきです。最終的な診断に至るプロセスを読者に理解できるように提示することが肝要です。

5) Therapeutic Intervention（治療的介入）

　治療的介入の種類（薬物治療，外科的治療，理学療法，支持療法，予防的治療など），治療の内容（薬物の投与量，期間など）を記述します。治療の変更があった場合はその理由の説明を加えます。

He was diagnosed with TxN3M0 stage IIIB adenocarcinoma and was treated with six cycles of weekly cisplatin and stereotactic body radiation therapy. He then initiated adjuvant durvalumab for maintenance therapy, receiving two cycles (10 mg/kg) on treatment days 0 and 15.

TxN3M0ステージIIIB腺癌と診断され，毎週6サイクルのシスプラチンと定位放射線治療で治療された。その後，維持療法のために補助的にデュルバルマブが開始され，治療0日目と15日目に2サイクル（10 mg/kg）を投与された。

6) Follow-up and Outcomes（経過と転帰）

　診断結果に基づき治療を行った後の経過を説明します。追跡期間を明記します。当初の治療計画により期待されるアウトカムと，実際に起こったアウトカムを対比して記述することもあります。

　介入の遵守（adherence）と忍容性（tolerability）についても記載が必要になることもあります。その場合，これらがどのように評価されたかについても記載が必要です。

　患者が死亡した場合はそのことを明記します。合併症や予期しない有害イベントは，可能ならばその後のフォローアップデータも含めます。

例

Our patient subsequently presented to the emergency department on day 18 with a 4-day history of shortness of breath, weakness, and chest pressure.

その後，患者は息切れ，脱力感，胸部圧迫感が4日間続き，治療開始から18日目に救急受診した。

On hospital day 4, he was noted to have persistently elevated levels of serum troponin, peaking at 12 ng/mL. His levels of serum creatinine kinase (CK) were elevated as well, peaking at 9262 U/L. He had persistent mild hepatocellular transaminitis (peak AST 72, ALT 531).

入院4日目，血清トロポニンのレベルが持続的に上昇し，12 ng/mLでピークに達した。血清クレアチニンキナーゼ（CK）のレベルも上昇し，9262 U/Lでピークに達した。持続性の軽度の肝トランスアミナーゼ上昇を認めた（ピークAST 72，ALT 531）。

On hospital day 9, the patient developed progressive axial weakness, with increasing difficulty holding his head upright while seated. Neurology was consulted, who had a high concern for myasthenic crisis. （中略）Due to his declining respiratory status, he was transferred to the intensive care unit （ICU） and intubated on the same day for airway protection.

入院9日目に，患者は進行性の体幹部筋力低下を発症し，座っている間に頭を直立させることがますます困難になった。神経内科にコンサルトし，重症筋無力症クリーゼが強く疑われた。（中略）呼吸状態が悪化したため，集中治療室 (ICU) に移送され，同日に気道確保のために挿管された。

The patient was started on high-dose corticosteroids at 1 mg/kg/day and underwent plasmapheresis on hospital day 10, completing 5 rounds. （中略）the patient was transferred from the ICU to a long-term acute care facility owing to mechanical ventilation dependence, on hospital day 36. Diagnoses of myopericarditis, myositis, and myasthenic crisis were attributed to immune-mediated response to durvalumab.

入院10日目に1mg/kg / 日の高用量コルチコステロイドの投与を開始し，血漿交換を行い，5ラウンドを完了した。（中略）患者は入院36日目に人工呼吸器依存症のためにICUから長期急性期治療施設に移送された。デュルバルマブに対する免疫介在性反応に起因する心膜炎，筋炎，および重症筋無力症クリーゼと診断された。

5 Discussion（考察）

Introductionにおける問題提起を発展させ，当該症例の新規性を提示します。すでに出版されている類似症例の短いレビューを記載します。関連する診療ガイドラインがあれば簡単に言及します。不必要な詳細は省くようにします。

例

> Immune checkpoint inhibitors-related myocarditis is a rare immune-related adverse effect with a reported incidence of 0.04-1.14% but is associated with a mortality of 25-50%. Female patients, patients >75 years old, and patients with concomitant use of other immune checkpoint inhibitors have been found to have significantly increased risk for myocarditis.
>
> 免疫チェックポイント阻害薬関連の心筋炎は稀な免疫関連有害事象であり，発生率は0.04～1.14％と報告されているものの，死亡率は25～50％である。女性患者，75歳以上の患者，および他の免疫チェックポイント阻害薬を併用している患者は，心筋炎のリスクが有意に高いことが知られている。

当該症例の疾病/傷害のメカニズム，治療やそのアウトカムに関する既存の理論，先行研究の知見について記述します。次に当該症例のデータを参照しつつ，何が珍しいのか，どこが新しい発見なのかを明示します。

例

Myasthenia gravis as a paraneoplastic syndrome in primary lung carcinomas has not been clearly described in the literature; as such, it was thought that our patient's myasthenic crisis arose from the immune checkpoint inhibitor. Immune checkpoint inhibitors-related myasthenia gravis is a rare immune-related adverse effect with a reported incidence of less than 1%.

原発性肺癌の腫瘍随伴症候群としての重症筋無力症は，文献に明確に記載されていない。そのため，本症例の重症筋無力症クリーゼは免疫チェックポイント阻害薬に起因すると考えられた。免疫チェックポイント阻害薬関連の重症筋無力症は稀な免疫関連有害事象であり，発生率は1％未満と報告されている。

　注目すべき経過や検査所見，期待以上の（あるいは期待外れの）アウトカムなどを特記します。著者らのアプローチの長所や限界，診断に難渋した理由，試行的治療を選択した動機，想定外のアウトカムに関する生物学的にありうる（biologically plausible），あるいは臨床的にありうる（clinically plausible）メカニズムについて考察を加えます。
　さらに当該症例が既存の理論や知見とどの点で一致（compatible）するかを考察します。あるいは，既存の理論を覆す可能性がある，全く新しい知見を与えるものかどうかについて踏み込んで考察することもあります。

In a large retrospective study of immunotherapy-induced my-asthenia gravis by the anti-PD1 nivolumab, 8 of 12 patients developed severe symptoms including myasthenic crisis. On-set of myasthenia gravis occurred early in their treatment course (within one or two treatments), and patients devel-oped rapid progression, consistent with the clinical course of our patient. Prompt identification of this rare adverse event is imperative as respiratory support either through noninvasive positive pressure ventilation or mechanical ventilation may be necessary, given the potential for acute respiratory failure sec-ondary to progressive myasthenia gravis.

抗PD1抗体ニボルマブによる免疫療法誘発性重症筋無力症に関する大規模後向き研究では，12人の患者のうち8人が重症筋無力症クリーゼを含む重篤な症状を呈した。重症筋無力症の発症が治療過程の初期（1回または2回の治療内）に発生し急速な進行を示した点は，本症例の経過と一致していた。進行性重症筋無力症に続発する急性呼吸不全の可能性を考えると，非侵襲的陽圧換気または挿管による人工呼吸器管理のいずれかによる呼吸補助が必要な場合があるため，この稀な有害事象の迅速な特定が不可欠である。

　こうした議論のすべては，最後に示す結論の論理的根拠（rationale）と位置づけられます。症例報告論文をジャーナルに投稿した場合，査読者はその症例の希少性の証明およびそれに関する科学的に合理性のある説明を求めてきます。それに応えられる記載を心がけましょう。

6 Conclusion（結論）

全体をまとめるキー・メッセージを記します。本症例報告が，日常臨床にどのように貢献しうるかを簡潔に付け加えてもよいでしょう。読者が今後，同様の症例に遭遇した場合，どのように対処すべきかをアドバイスしても構いません。すなわち，当該症例から得られる教訓，take-home message を 1 段落の結論で示します。

例

> treating physicians must be vigilant for less common immune diatheses, including neuropathic and myopathic syndromes such as the triad of myasthenia gravis, myocarditis, and myositis suffered by our patient.

> 治療に当たる医師は，本症例で提示されたような重症筋無力症，心筋炎，筋炎の3つの組み合わせなどの神経障害性およびミオパチー性症候群を含む，あまり一般的ではない免疫性有害事象にも注意を向ける必要がある。

なお，*BMJ Case Reports* では，Patient's perspective（患者の視点）というセクションが別途設けられています。患者に自らの経験についてコメントする機会が与えられています。"Severe urticarial rash as the initial symptom of COVID-19 infection"という論文の症例報告では，下記のような患者の視点が記されています[5]。

> 家で3日近くかゆみやかぶれに悩まされ，もう我慢できませんでした。COVIDに感染しているとは思いませんでした。検査で陽性とわかったとき，COVID感染で発疹が起こるとは知らなかったので，と

ても怖かったです。それについてテレビやニュースでもあまり聞いたことがありませんでした。皮膚のクリームを塗ったり点滴治療を受けたりした後，2日間で劇的に改善し，発疹が完全に消えました。すぐに治療を受けられて症状が解消したので，とても感謝しています。

Key Messages

- CARE (CAse REports) は，症例報告の正確性や透明性を高めるためのガイドラインです。

- 曖昧さのないTitleを心がける必要があります。

- 読者にとって学びのポイントがわかるようなAbstractの書き方が要求されます。

- Introductionでは，当該症例のユニークな点，関連する臨床的問題の提起を示します。

- Caseには，患者情報，臨床所見，タイムライン，診断的評価，治療的介入，経過と転帰を示します。

- Discussionでは，当該症例の何が珍しいのか，どこが新しい発見なのかを明示します。

- Conclusionでは，症例報告から得られる教訓，take-home messageを示します。

文 献

1）BMJ Case Reports: For authors
https://casereports.bmj.com/pages/authors/（2022年8月15日閲覧）

2）Gagnier JJ, Kienle G, Altman DG, et al.; CARE Group. The CARE guidelines: consensus-based clinical case reporting guideline development. BMJ Case Rep 2013; 2013: bcr2013201554. PMID: 24155002

3）CARE guidelines: 2013 CARE Checklist

https://www.care-statement.org/checklist（2022年8月15日閲覧）
4) Cham J, Ng D, Nicholson L. Durvalumab-induced myocarditis, myositis, and myasthenia gravis: a case report. J Med Case Rep 2021; 15: 278. PMID: 34053457
5) Pagali S, Parikh RS. Severe urticarial rash as the initial symptom of COVID-19 infection. BMJ Case Rep 2021; 14: e241793. PMID: 33766974

コラム

❖ ジャーナルの発行元

　ジャーナルは学会だけが発行しているわけではありません。*New England Journal of Medicine*（*NEJM*）は，マサチューセッツ内科外科学会という学会が発行しています。*Lancet*は Elsevier という出版社が発行しています。*Journal of the American Medical Association*（*JAMA*）は米国医師会が発行しています。*British Medical Journal*（*BMJ*）は，イギリス医師会が監修し，BMJ Group という出版社から発行されています。

　一般に出版社が発行するジャーナルは，商業誌といわれます。国際的に有名なジャーナルは商業誌であってもピアレビュー（peer review）が行われ，掲載される論文の質は概して高く，読者数も多く，インパクト・ファクター（impact factor）も高くなっています。その点は学界や学術団体が発行するジャーナルと何ら変わりありません。

　いわゆる商業誌は商業主義に陥っている，との批判を聞くことがあります。科学的に重要な研究を奨励するよりも，購読数を延ばすことを優先して人々の耳目を集めそうな研究を掲載しがちである，との説です。しかし，そのような商業主義は商業誌に限ったことではなく，学会や学術団体が発行するジャーナルにもときに見受けられます。

　ノーベル生理学・医学賞の受賞者であるランディ・シェクマン氏は，2013年にイギリスの新聞 The Guardian に寄稿したエッセイのなかで，

Nature, *Science*, *Cell* を "luxury journal" と呼び，これらの3誌が商業主義に陥り，科学研究をゆがめていると批判しました[1]。

Nature は Springer Nature 傘下の出版社，*Cell* は Elsevier 傘下の出版社が発行しており，どちらも商業誌です。一方，*Science* はアメリカ科学振興協会という学術団体が発行しています。シェクマン氏がいうところの商業主義は，商業誌に限った話ではありません。

商業誌いかんにかかわらず，ジャーナルが商業主義に走れば，科学をゆがめる危険性があることは否めないのであって，その点は読者自身が十分に注意を払うべきでしょう。

文 献

1) Randy Schekman. How journals like Nature, Cell and Science are damaging science.
https://www.theguardian.com/commentisfree/2013/dec/09/how-journals-nature-science-cell-damage-science（2022年8月15日閲覧）

第 **3** 章

症例経験から臨床研究へ

目の前の患者からはじまる臨床研究

1 臨床研究に踏み出すための基礎知識

1 症例報告と臨床研究の違い（表3-1）

　症例報告はせいぜい1例ないし数例の報告です。その内容は，一般的なケースとは異なる症状や所見の紹介であったり，新しい治療方法の適用であったり，治療に対する予期しない有害イベントの報告であったり，さまざまです。

　1例ないし数例の報告であるため，一般化することはできません。特に，症例報告は比較対照がないため，ある要因と疾患の発生・増悪との関連や，治療とアウトカムの関連については，決定的なことは何もいえません。あくまでその関連を示唆するにとどまります。

　例えばCOVID-19の初発症状が発熱でも呼吸器症状でもなく，発疹であったという場合，症例報告に値するでしょう。しかしその症例報告から得られる知見は，「COVID-19の初発症状が発疹であること

表3-1　症例報告と臨床研究の違い

●症例報告 ・1例から数例の報告 ・結果を一般化することはできない ・比較対照がないため，治療とアウトカムの関連などの仮説を提示することにとどまる 　など ●臨床研究 ・集団を対象とし，数十例～数百例以上の症例が必要 ・実施に当たり，臨床疫学に関する知識の習得が必要となる ・研究デザインや内容によって分類される（p64，66参照） 　など

もある可能性」にとどまります。実際は，その発疹は全く異なる未確認の原因によって起こったものであり，コロナウイルス感染とは全く関連がないかもしれません。ならば次のステップとして必要なことは，COVID-19の患者をなるべく多く集めて，どのような症状が初発するかというデータを集積した症例シリーズ研究の実施でしょう。

　ある疾患の患者に対して，新しい治療を適用してみると，望外の効果を示した場合，それは症例報告に値するでしょう。しかしその1例をもって，当該疾患に対し当該治療が有効，と結論づけることはほぼ誤りです。その効果は，単なる疾患の自然経過かもしれません。あるいはその治療による真の効果（true effect）ではなく，プラシーボ効果（placebo effect）かもしれません。あるいはその治療の効果を過剰に期待する患者または治療者によるバイアスのかかった評価にすぎないかもしれません。治療の有効性を評価するには，その治療を受けた集団と，受けなかった集団間で効果を比較することが原則です。

　ただしこれには例外もあります。治療後の効果が直ちに現れ，しかもそれが劇的な効果である場合，1例ないし数例の症例報告でも十分であり，その治療を受けなかった対照と比較する必要はありません。しかしそのような状況は稀です。通常，新規の治療は既存の治療（あるいは無治療ないし偽治療）を対照として有効性を比較する臨床研究を経なければ，その効果は証明されません。

　症例報告は，ある要因が他の要因と関連する可能性，あるいはある治療がアウトカムと関連する可能性についての仮説を提示することは可能です。その仮説を検証するには，多数の症例を用いた臨床研究が必須となります。つまり臨床研究は症例報告を契機とすることが多く，逆にいえば，症例報告は臨床研究の題材を提供しうるといえます。

第3章

2 臨床研究の目的と心構え

1) 何のために臨床研究を行うか？

日常臨床の目的は，患者のアウトカム（outcome）を改善することです。それと同様に，臨床研究の目的は，患者のアウトカムを改善することに尽きます。それ以外の目的はありません。

学会発表や論文発表は，この目的を果たすための手段にすぎませ

コラム

❖ ノーシーボ効果

新型コロナウイルスワクチン接種後に起こる種々の副反応について，多くの症例報告をみかけます。注射後の発熱，注射部位の痛みや腫脹のほかに，遷延する頭痛や疲労感なども有名です。これらの一部はノーシーボ効果（nocebo effect）と考えられます。

いわゆるプラシーボ効果（placebo effect）は，薬を投与されたことによる安心感などが原因で症状の改善や体調の回復をきたす効果です。逆にノーシーボ効果は，薬の有害事象について事前に知りえた者が，偽薬を投与されたにもかかわらず有害事象を発現してしまうという効果です。

さて，新型コロナウイルスワクチンのノーシーボ効果を検証した論文が出版されました[1]。既存の12のランダム化比較試験のメタ解析によれば，ワクチン1回目投与後の頭痛や疲労など注射部位以外の全身性有害事象は，実薬投与群の46％，偽薬投与群の35％に発生していました。ワクチン1回目接種後のこれら有害事象のうち実に8割近くは，ワクチン接種とは関連のないノーシーボ効果に起因することが示唆されました。

注射部位の有害事象（痛みや腫脹など）の発生率は実薬群で67％，偽薬群で16％でありました。つまり，注射部位の有害事象ですら，その約4分の1がノーシーボ効果によると考えられました。

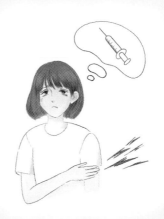

ん。学会発表・論文発表自体を目的化してはなりません。ましてや，自分の研究業績を上げることを目的化してはなりません。

　また，興味や好奇心だけで臨床研究を行うべきではありません。ただ「面白そう」というだけでは臨床研究になりません。研究のための研究（study for study's sake）は無意味です。患者の切実な問題に関連する研究でなければなりません。

　日常臨床が目の前の個々の患者のアウトカム改善を目指すのに対し

第3章

　新型コロナウイルスワクチン接種後の有害事象については，医療者だけでなく，メディアを通じて一般の方々にも伝えられます。そうした情報がノーシーボ効果の増加を誘発しているといえるかもしれません。しかしだからといって，有害事象に関する情報提供を制限すべきではありません。むしろ，ノーシーボ効果も含めた有害事象の発生率などに関する正確な情報が公開され，対象者に正しく説明されなければならないのは言うまでもないでしょう。

　なお，ノーシーボ効果の存在自体を対象者に説明すべきかどうか，仮に説明するとしてもどのように説明すべきかは議論が分かれます。それに関する研究も待たれるところです。

文　献

1) Haas JW, Bender FL, Ballou S, et al. Frequency of adverse events in the placebo arms of COVID-19 vaccine trials: a systematic review and meta-analysis. JAMA Netw Open 2022; 5: e2143955. PMID: 35040967

て，臨床研究はまだ見ぬ将来の多くの患者のアウトカム改善を目指しています。読者の皆さんが優れた臨床研究を実施し，その結果を学会発表・論文発表することによって，その内容が多くの臨床家に伝わるかもしれません。彼らの臨床知識をアップデートし，日常臨床における行動変容を起こすことにより，巡り巡って多くの患者のQOLを向上させられるかもしれません。

2) 臨床研究の心構え

多くの臨床家は，症例報告は行ったことがあるものの，臨床研究に踏み出せていません。いわば「症例報告までの人」にとどまっているかもしれません。「症例報告までの人」から，「症例報告からの人」に進化しましょう。

症例報告をまとめる際に必須となる文献レビューの過程で，多くのクリニカル・クエスチョン（clinical question, CQ）が浮かんでくるでしょう。それを臨床研究に発展させるのです（図3-1）。

なお，必ずしも症例報告を経なければならないわけではありません。症例経験を経て，症例報告を試みようとしても，文献レビューの結果，すでに同様の報告があり，断念せざるを得ないことがあるかもしれません。その場合も諦める必要はありません。症例報告は行わずとも，その症例経験と文献レビューを通じて，新たなCQが浮かぶかもしれません。それらは将来の臨床研究のネタになる可能性を秘めています。

いずれにせよ，臨床研究の出発点はいつも日常臨床における症例経験にあります。つまり，臨床研究のネタは日常臨床の現場に転がっています。読者の皆さん一人ひとりが経験する個々の症例のなかにCQが潜んでいます。日々の臨床の現場で感じた素朴な疑問が，そのままCQになりえます。その意味で，臨床研究は日常臨床からすでに始まっているのです。

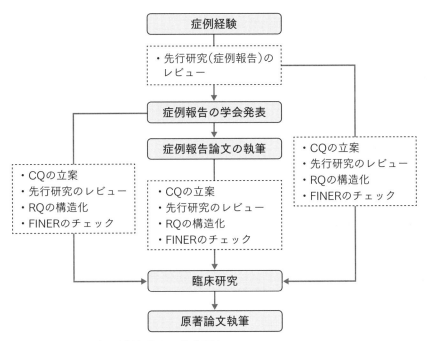

図3-1　症例経験・症例報告から臨床研究へ
CQ：clinical question
RQ：research question
FINER：feasible, interesting, novel, ethical, relevant

　　自身が取り組む臨床研究のテーマは，なるべく多くの症例について
診療経験のある疾患や病態について設定した方がよいでしょう。ま
た，自身の症例経験を重んじつつ，常にそれを疑うことも重要です。
自身が日常臨床で実践している診療が，必ずしも確かなエビデンスに
基づいていないこともあるでしょう。自ら実施する臨床研究が，新た
なエビデンスを生み出すかもしれません。経験に対する反省は，新し
い知識の創出につながりえます。

　　どのような研究でも新規性（novelty）が重要となります。先行研究
の二番煎じは，新規性のある研究にはなりえません。研究計画段階で
徹底的に文献レビューを行い，最新の研究動向を把握するとともに，

既存の研究にはない新規性を追求する必要があります。

　研究の実践においては，常に熱い情熱を燃やしつつ，冷静に科学的な分析や解釈を行うことが肝要です。常に研究の限界（limitation）を意識する必要があります。また，研究結果からいえることだけをいう，という姿勢が極めて重要です。結果の過大評価，誇張，都合の良い解釈は禁物です。

3 臨床疫学と臨床研究

1）臨床疫学とは

　臨床研究を行うための基盤となる学問が，臨床疫学（clinical epide-miology）です。疫学（epidemiology）は，集団（population）における疾病の分布を記述したり，疾病の罹患・増悪のリスクを予測したり，要因への曝露（exposure）とアウトカム（outcome）の因果関係（causal relationship）を分析したりする科学です。臨床疫学は臨床医学と疫学を融合した学問といえます。臨床疫学における「集団」は患者集団（patients）が該当します。

2）個人から集団へ

　症例報告は，1例ないし数例の症例についての詳細の報告であり，集団を対象としていません。一方，臨床研究は患者集団を対象としています。症例報告から臨床研究へステップアップする際，個人から集団に視点を変える必要があります。集団の分析に当たっては，臨床疫学の知識や技術が必要となります。症例報告から臨床研究にステップアップする過程で，臨床疫学に関する知識の習得が望まれます。臨床疫学の知識については，拙書『できる！臨床研究　最短攻略50の鉄則』（金原出版）を参照してください。

　すべての医療は不確実です。個人が特定の疾病に罹患するかどうか

は，たいていの場合，予測不可能です。個々の患者の個別性は高く，年齢・性別・身長・体重，病歴や家族歴，社会経済状況も含めて，まさに十人十色です。同じ疾患の患者でさえ，症状や経過はさまざまです。治療の効果は常に不確実であり，ある患者に効果があった治療法が別の患者に全く効果がないことは日常茶飯事です。個々の患者に合併症や有害事象が発生するかどうかは予測不可能です。

　臨床研究の役割は，臨床疫学の手法を用いて，臨床医学の不確実な諸現象を解明することです。特定の疾患を有する患者集団の背景やアウトカムなどを記述・分類したり，疾患発生のリスクや疾患の予後を予測したり，治療の効果を判定したりします。これらすべてを通じて患者のアウトカムを改善することが，臨床研究の目的です。

　臨床研究のツールとして，統計学が用いられます。統計学を用いるには，ある程度の標本（サンプル）数が必要です。1人の患者から統計は得られません。統計学では，標本から母集団の特徴を推計したり，群間の差を検定したりします。臨床研究によって新たなエビデンスを生み出すうえで，統計学は欠くことのできない強力なツールです。

　そのことを認識しつつ，一方で統計学の限界も理解する必要があります。例えば，喫煙群と非喫煙群を長期に追跡し，喫煙群の肺癌罹患率が非喫煙群のそれよりも統計学的に有意に高い，といったことがわかります。当然のことながら，喫煙群に肺癌に罹患しなかった人々，非喫煙群に肺癌に罹患した人々もいます。統計学はあくまで，両群間を比較すると喫煙群の方が肺癌を発生しやすい傾向がある，ということしか示せません。喫煙以外にも肺癌と関連する既知の要因は多くあります。統計学は，各要因とアウトカムの関連を明らかにできます。しかし，アウトカムが発生した各個人が，統計分析から導き出された有意なリスク因子に当てはまることもあれば当てはまらないこともあります。

第3章

患者1人から統計は得られず，統計から患者1人の疾患発生も治療効果も予後もぴたりと言い当てることはできません。せいぜい，それぞれの確率を計算できるだけです。論文の統計分析結果を引用して，「あなたはリスクのない人よりも約10倍肺癌にかかりやすい」とか，「あなたが今後5年間生存できる確率は50％です」などと臨床医が患者にアドバイスすることはできるでしょう。しかし，個々の患者にとって「50％」という確率は抽象的な意味しかもちません。なぜなら，個々の患者にとっては，アウトカムは発生するかしないか，つまり100％か0％しかありません。

4 臨床研究デザイン

1) 臨床研究のデザインによる分類

　　臨床研究は，研究デザインによって，まず介入研究と観察研究に分類されます（表3-2）。臨床研究における**介入研究 (interventional study)** は，研究者が対象者に対して治療の割り当てなどに介入を加える研究です。**観察研究 (observational study)** は，治療の割り当てなどに介入を加えず，アウトカムや経過などを観察する研究です。

表3-2　研究デザインによる分類

介入研究	ランダム化比較試験など
観察研究	(1) 記述的観察研究：症例シリーズ研究
	(2) 分析的観察研究：横断研究，縦断研究 　　（コホート研究・症例対照研究など）

2) ランダム化比較試験

　　ランダム化比較試験 (randomized controlled trial, RCT) は，対象を介入群と対照群にランダムに割り当て，アウトカムを比較する手法です。各群の背景の違いをデザインの段階で調整するため，最も

内的妥当性 (internal validity) が高いといわれます。

　ランダム化比較試験は，効果比較研究のゴールド・スタンダード (gold standard) です。しかしランダム化比較試験は，倫理的な限界や費用面での制約から，実施は容易ではありません。

　New England Journal of Medicine や *Lancet* などに発表されるような多国籍多施設大規模ランダム化比較試験だけが，臨床研究ではありません。研究の実施可能性 (feasibility) という点から，観察研究がよく行われます。実際，臨床研究で最もよく行われるのは，カルテレビューによる後向きコホート研究です。

3) 観察研究

　観察研究のうち，記述的観察研究は，疾患の分布，患者の特性，診療の実態などを記述する研究です。症例報告が1〜数例の患者の詳細な報告であるのに対し，**症例シリーズ研究** (case series study) は数十例からときに数万例の患者の背景分布や診療実態に関する記述統計を示し，患者を類型化するとともに，一定の傾向やバリエーションを明らかにする研究です。

　分析的観察研究は，**横断研究** (cross-sectional study) と**縦断研究** (longitudinal study) に大別されます。横断研究は，ある一時点における**有病割合** (prevalence) や要因間の関連を明らかにすることができます。縦断研究には，**コホート研究** (cohort study) や**症例対照研究** (case control study) などが含まれます。

　コホート研究は，対象集団を追跡的に観察し，**曝露** (exposure) と**アウトカム** (outcome) との関連を分析する研究です。アウトカムの**発生率** (incidence) を求めることができ，曝露の有無によるアウトカム発生の**オッズ比** (odds ratio) などを求めることができます。コホート研究には**前向きコホート研究** (prospective cohort study) と**後向きコホート研究** (retrospective cohort study) があ

ります。

　症例対照研究は，アウトカムが発生した症例集団と発生しなかった対照患者をマッチングし，アウトカム発生に関連する要因を調べる研究です。アウトカムの発生率を求めることはできませんが，曝露の有無によるアウトカム発生のオッズ比を求めることができます。

5 臨床研究の内容による分類

　臨床研究はその内容によって表３-３のように分類されます。

表３-３　臨床研究の内容による分類

```
1. 症例シリーズ
2. 効果比較研究
3. 臨床予測モデル(リスク予測分析，予後予測分析)
4. 診断研究
5. QOL評価
6. ヘルスサービスリサーチ
   など
```

　症例シリーズ研究は記述的観察研究に該当します。同じ疾患であっても，患者によって症状・経過は千差万別です。同じ疾患の一定以上の症例数の患者データを収集し，患者背景や症状・徴候の分布，治療選択のバリエーション，治療への反応の程度などを記述する研究です。

　効果比較研究は，ランダム化比較試験で行われることもありますが，コホート研究などの観察研究によっても実施可能です。観察研究デザインで効果比較研究を行う場合，適応による交絡（confounding by indication）を可能な限り調整することが必要になります。詳しくは拙書『できる！臨床研究　最短攻略50の鉄則』（金原出版）を参照してください。

　臨床予測モデルは，疾患発生のリスクを予測したり，死亡などの予後を予測したりする統計モデルです。研究デザインとしてはコホート研究によることが多いでしょう。

　診断研究は，新規の診断法などの正確度や一致度を分析する研究です。研究デザインとしては横断研究になります。

　QOL評価は，新規に開発したQOL尺度の妥当性・信頼性を検証したり，既存のさまざまなQOL尺度を用いて患者のアウトカムを評価したりする研究の総称です。ヘルスサービスリサーチは診療実態分析（practice pattern analysis）や医療の質評価などを含みます。

　なお上記の分類は便宜的なものであり，この分類方法に当てはまらない臨床研究もあります。

6 症例データの収集

　表3-4は，臨床研究におけるいくつかの症例データ収集のパターンを示します。

表3-4　症例データ収集の方法

1	単施設の後向きカルテレビューで症例を集める
2	多施設の後向きカルテレビューで症例を集める
3	すでにあるリアルワールドデータベースを活用する
4	単施設または多施設で前向き研究を実施する

1) 単施設の後向きカルテレビュー

　単施設研究（single center study）は，文字通り単一の施設（たいていは自身が所属する施設）のみから症例データを収集する研究です。初めて臨床研究に取り組む若手研究者や臨床家にとって，単施設の後向きカルテレビューで過去から現在までの症例データを収集することは最も取り組みやすく，実施可能性が高い手段といえるでしょう。

しかし単施設研究は症例数が限られるため，統計的検定力が不足しがちであること，交絡調整が十分にできないこと，一般化可能性に乏しいことなど，問題が多いといえます。

　ランダム化比較試験ならば，単施設であっても比較的レベルの高いジャーナルに採択されるチャンスはあります。しかし観察研究では，単施設研究の論文がレベルの高いジャーナルに採択される可能性は低くなります。各臨床領域のリーディングジャーナルは単施設の観察研究論文をほとんど掲載していません。

　例えば，外科のリーディングジャーナルである *Annals of Surgery* には，数年に1回ぐらいしか単施設の観察研究論文は載りません。ちなみに最近掲載された単施設の観察研究論文のタイトルは，"Associating liver partition and portal vein ligation for staged hepatectomy for unresectable hepatitis B virus-related hepatocellular carcinoma: a single center study of 45 patients." です[1]。まだあまり実践されていない手術手技に関して先進的に取り組んでいる施設であれば，単施設の報告でも *Annals of Surgery* に掲載される可能性はあるかもしれません。

　リーディングジャーナルではなく，それなりのランクのジャーナルであれば，単施設の観察研究論文でも掲載されるチャンスはあるでしょう。

2) 多施設の後向きカルテレビュー

　症例数を確保するためには，多施設研究を行う必要があります。

　多施設の後向きカルテレビューであれば，単施設よりも多くの症例を収集できるでしょう。また，例えば単施設で過去10年分の症例データを収集するより，同程度の症例数であっても5施設で過去2年分の症例データを収集する方がより適切です。なぜならば，10年前の症例と現在の症例を同列に扱うことは，場合によっては無理があるから

です。

　もちろん，単施設で行う場合と比べて，多施設で行うことにはさまざまな問題や障壁があります。まず，多施設研究を行う場合，各施設から研究参加の協力が得られにくいこともあります。異なる施設の研究者が集って小規模の研究会を立ち上げ，研究テーマを設定し，収集するデータ項目を決めるなどの合意形成が必要です。実際にカルテレビューを行う際，施設間でデータの測定方法が標準化されていなかったり，ルーチンで行う検査や処置の内容が異なっていたりすることがあります。そのため，データの統合が困難であったり，データの欠損値が生じたりします。それらの点も勘案して，入念な研究計画の作成が必要になります。

3) リアルワールドデータベースの活用

　近年，大規模なリアルワールドデータ（real world data）を活用した臨床研究が増加しています。リアルワールドデータとは，日常的に記録されるデータを多施設から収集したデータの総称であり，患者レジストリー（patient registry），保険データベース（administrative claims database）などがあります。

（ⅰ）患者レジストリー

　学会などが主体となって，臨床研究を含む種々の目的で，特定の疾患を有する患者の詳細なデータを多施設から収集・登録したデータベースです。事前に多くの入力項目を定め，入力フォーマットを確定し，参加各施設の医師にカルテなどを参照しながらデータを入力してもらう方式です。データベースへの参加が義務化されていることもあれば，任意参加のこともあります。

　例として，がん登録，日本外科学会 National Clinical Database（NCD）[2]，心臓血管外科手術全国データベース（JCVSD）[3]，日本外傷データバンク[4]，などがあります。近年は多くの学会が独自に患者

レジストリーの構築に取り組んでいます。

学会員による生データ（raw data）の入手可能性（accessibility）は，学会によって大きく異なります。参加施設の研究者に比較的簡便な手続きで生の全データを提供している学会もあれば，データ提供に種々の厳格なルールや制限を設けている学会も，生のデータを全く提供しない学会もあります。ご自身が所属する学会に患者レジストリーが存在するかどうか，存在する場合には会員の個別研究のために生データを提供しているかどうかについて，各学会のホームページなどで確認してみましょう。

（ⅱ）保険データベース

保険データベースには，レセプト情報・特定健診情報，Diagnosis Procedure Combination（DPC）データなどが含まれます。公的・民間を含め，さまざまなタイプの保険データベースがあります。

厚生労働省が構築しているレセプト情報・特定健診等情報データベース（National Database of Health Insurance Claims and Specific Health Checkups of Japan, NDB）は，全国のほぼすべての医療機関（病院・診療所など）で作成されたレセプト情報と特定健診等情報が含まれます。一定の要件を満たす研究者などが厚生労働省に申請することにより，研究用にデータ提供を受けられます。しかし，データ提供に当たってセキュリティーを確保できる研究環境を整えたり，種々の条件をクリアしたりする必要があるなど，利用のためのハードルはかなり高いといえます。詳しくは厚生労働省のホームページを参照してください[5]。

保険データベースにはその他に，株式会社JMDC[6]やDeSCヘルスケア株式会社[7]など，民間企業が提供する商用のレセプト・特定健診データもあります。

なおレセプトデータは，カルテデータと異なり，患者の臨床情報（バイタルサイン，重症度指標，検査値や画像診断結果の情報など）は含まれません。患者の性別・年齢のほか，診断名，処方された薬剤

名，行われた手術・処置などの名称が日付データとともに得られます。したがって，解明できるCQの範囲は限定されます。患者背景の記述分析や処方・手術・処置などのプラクティスパターン分析などには向いています。重症度指標やアウトカム指標が限られるので，治療の効果比較研究はあまり行えません。その点は十分留意したうえで，研究テーマによっては利用を検討するとよいでしょう。

　DPCとはわが国で独自に開発された診断群分類システムであり，一日あたり包括支払システムにも利用されています。DPCを採用する病院は日本全国で千数百施設あり，厚生労働省に毎年DPCデータを提出することが義務づけられています。DPCデータには入院患者のレセプト情報のほかに，様式1と呼ばれる詳細な診療情報が含まれます。さまざまな主体（病院団体，学会，研究班，民間企業など）がDPCデータを多施設から収集して，臨床研究などへの利用に供しています。例えばメディカル・データ・ビジョン株式会社（MDV）は研究者や民間企業向けにDPCデータを有償で提供しています[8]。

4) 単施設または多施設前向き研究

　「後向き（retrospective）」と「前向き（prospective）」の違いは，研究計画の段階とデータ作成の時期の前後関係の違いだけです。研究計画の段階以前にすでにデータが存在する場合は後向き研究であり，カルテレビュー研究や多くのリアルワールドデータ研究が該当します。それに対して，研究計画の作成後に患者からデータを収集する場合は前向き研究になります。つまり前向き研究は，観察や介入を始める前に研究計画を立てることにより，必要なデータ項目をあらかじめ決めて，前向きにデータを取りにかかれるという利点があります。あらかじめデータの測定方法や収集方法を標準化することにより，データの妥当性を担保できます。多施設後向きカルテレビュー研究で起こりがちな，データの測定方法のばらつきや欠損データ発生の問題をかなり

回避できます。つまり前向き研究では，後向きのデータ収集よりも質の高いデータを入手できます。

リアルワールドデータには，研究目的に沿ったデータ項目が必ずあるとは限りません。重症度指標やアウトカム指標が揃っておらず，代替的な指標を用いざるを得ないこともあります。未測定交絡を調整するために，かなり高度な統計技術を駆使する必要があります。一方の前向き研究では，研究計画段階で重症度指標・アウトカム指標・潜在的交絡因子を定義し，それらのデータを前向きに取りにかかれます。

治療などの割り当てに介入を伴わず観察による場合は前向きコホート研究になります。介入を伴う場合は介入研究（ランダム化比較試験）です。

前向きコホート研究は，後向きのカルテレビューに比べて，手間も費用もかかります。多施設の参加協力がいっそう得られにくく，そのため症例数が十分確保できない，という現実的な問題があります。

介入研究（ランダム化比較試験）はさらに膨大な手間と莫大な費用がかかります。倫理的課題，研究資金調達の問題が，しばしば乗り越えられない障壁として立ちはだかります。

文　献

1) Wang Z, Peng Y, Hu J, et al. Associating liver partition and portal vein ligation for staged hepatectomy for unresectable hepatitis B virus-related hepatocellular carcinoma: a single center study of 45 patients. Ann Surg 2020; 271: 534-41. PMID: 29995681
2) National Clinical Database (NCD)
http://www.ncd.or.jp/（2022年8月15日閲覧）
3) 心臓血管外科手術データベース機構（JCVSD）
http://jcvsd.umin.jp/index.html（2022年8月15日閲覧）
4) 日本外傷データバンク
https://www.jtcr-jatec.org/traumabank/index.htm（2022年8月15日閲覧）
5) 厚生労働省：匿名レセプト情報・匿名特定健診等情報の提供に関するホームページ
https://www.mhlw.go.jp/stf/seisakunitsuite/bunya/kenkou_iryou/iryouhoken/reseputo/index.html（2022年8月15日閲覧）

6) 株式会社 JMDC
   https://www.jmdc.co.jp/ (2022年8月15日閲覧)
7) DeSC ヘルスケア株式会社
   https://desc-hc.co.jp/research (2022年8月15日閲覧)
8) メディカル・データ・ビジョン株式会社
   https://www.mdv.co.jp/ (2022年8月15日閲覧)

第
3
章

Key Messages

- 症例報告は対照がないため，要因間の関連や治療効果を示唆することにとどまります。

- 症例報告は仮説の提示にとどまり，仮説検証には臨床研究が必須です。

- 臨床研究の目的は患者のアウトカムを改善することに尽きます。

- 疫学は，疾病の分布やリスク，曝露とアウトカムの因果関係などを探求します。

- 症例報告から臨床研究に発展させる際，個人から集団に視点を変える必要があります。

- 臨床研究は研究デザインによって介入研究と観察研究に分類されます。

- 分析的観察研究は横断研究と縦断研究（コホート研究・症例対照研究など）を含みます。

- 臨床研究は内容によって症例シリーズ，効果比較研究，臨床予測モデル，診断研究，QOL 評価，ヘルスサービスリサーチなどに分類されます。

- 症例データ収集の方法には，単施設の後向きカルテレビュー，多施設の後向きカルテレビュー，リアルワールドデータベース活用，単施設または多施設前向き研究があります。

コラム

❖ 出版バイアス

　出版バイアスとは，ポジティブな研究結果は公表されやすい一方，ネガティブな研究結果は公表されにくいため，出版された論文を集めてメタ解析を行うと有意な結果になりやすくなるバイアスです。出版バイアスは科学をゆがめる恐れのある深刻なバイアスです。

　2018年公表のコクランレビューに，出版バイアスが言及されています。学会で発表され抄録が公開されたランダム化比較試験のうち，約3分の1はその後も論文未出版である，と報告されています[1]。

　少し古いデータですが，1991年の*Lancet*に出版バイアスに関する調査結果を発表した論文が掲載されました[2]。オックスフォード大学の倫理委員会は，1984年から1987年の期間に承認された研究プロジェクトについて，その後の論文出版状況を調べました。285の臨床研究の52％が1990年の時点で論文出版されていました。統計学的に有意な結果が得られた研究は，そうでない研究と比べてより出版される傾向が高く，オッズ比は2.32（95％信頼区間1.25－4.28）でした。また，有意な結果が得られた研究は，よりインパクト・ファクターの高いジャーナルに掲載される傾向がありました。出版バイアスの傾向は，ランダム化比較試験（オッズ比0.84，95％信頼区間0.34－2.09）よりも，観察研究および実験研究（オッズ比3.79，95％信頼区間1.47－9.76）の方が大きくなっていました。この論文の著者らは「公開されたデータのレビューのみに基づく結論は，特に観察研究では慎重に解釈する必要がある」と結論づけています。

　ランダム化比較試験については臨床試験登録とその公表が義務づけられており，論文未発表であることはすぐにばれてしまいます。しかし観察研究は事前の登録を推奨されているものの義務ではなく，その研究が実施中であるかどうかは学会発表されない限り公知されません。学会発表もされず，論文発表もされず，闇に葬られてしまった観察研究の結果

がどれくらいあるかは，知るすべもありません。

　症例数が少なくて統計的検定力が不足しており，研究の体をなしていない研究ならば，出版どころか投稿にすら値しないでしょう。しかし，症例数も十分でバイアスのコントロールも可能な限り施されている観察研究の結果が，有意差が出なかったという理由で公表されないことは，あってはならないでしょう。インパクト・ファクターの高いジャーナルに掲載されないのは出版社側の問題であって，著者にはどうすることもできません。出版バイアスを避けるには，たとえインパクト・ファクターが低いジャーナルであっても，論文出版にまでこぎつけることが何より重要でしょう。

文　献

1) Scherer RW, Meerpohl JJ, Pfeifer N, et al. Full publication of results initially presented in abstracts. Cochrane Database Syst Rev 2018; 11: MR000005. PMID: 30480762
2) Easterbrook PJ, Berlin JA, Gopalan R, et al. Publication bias in clinical research. Lancet 1991; 337: 867-72. PMID: 1672966

第3章

2 CQからRQへ ── 解説編

1 先行研究のレビュー

　自らの症例経験を通してクリニカル・クエスチョン（CQ）が浮かんだら，それを検証可能なリサーチ・クエスチョン（research question, RQ）に構造化します。その過程で，先行研究のレビューは必須です。

　文献検索には検索エンジンを用います。医学全域をカバーするPubMedが最も汎用されます。PubMedとは，米国国立生物工学情報センター（National Center for Biotechnology Information, NCBI）が作成している医学・生命科学分野の文献データベースです。5,000種類以上の医学系ジャーナルが収載されています。

　その他にも，EMBASE（Excerpta Medica dataBASE），CINAHL（Cumulative Index to Nursing and Allied Health Literature）などがあります。EMBASEは8,500以上のジャーナルを収録しており，特に医薬品に関するデータが豊富です。CINAHLは看護系の論文が多く収録されています。

　特に必要がない限り，用いる検索エンジンはPubMedだけで十分です。読むべき論文を厳選するには，PubMedのFilter（絞り込み）機能の活用がお勧めです。PubMedの検索方法と論文の読み方については，拙書『必ず読めるようになる医学英語論文 究極の検索術×読解術』（金原出版）も参照してください。

　CQが浮かんでも，すでに先行研究で検証済みであることは往々にしてあります。しかし，過去に同様のテーマの先行研究がすでに複数存在する場合であっても，そこであきらめるべきではありません。これまで全く研究されていないテーマはむしろ少ないといえます。先

行研究の知見を整理し，「何が明らかになっているか？（What is already known?)」を把握したうえで，「まだ明らかになっていないことは何か？（What remains unknown?)」をよく考えましょう。先行研究には不足している事柄や先行研究の限界を見極め，それを補うための新たな研究を計画すれば，十分に新規性のある研究が可能です。

② PE (I) CO への当てはめ

症例経験からCQを探し当てただけでは，すぐに臨床研究を始めることはできません。CQをRQに定式化するステップが必要です。まだ頭のなかでモヤモヤしている不確かなCQを，検証可能なRQに仕上げます。具体的には，CQを構成する要素をPE (I) COという枠組みに当てはめ，研究の目的・仮説を明確化します。

PE (I) COとは，Patients（患者）またはPopulation（集団），Exposure（曝露）またはIntervention（介入），Control（対照），Outcome（アウトカム）の頭文字をつなぎ合わせたものです（表3-5）。なお，対照がない症例シリーズ研究や診断研究はPE (I) COに当てはめることはできませんし，その必要もありません。

表3-5　PE (I) CO

P	Patients（患者）またはPopulation（集団）
E (I)	Exposure（曝露）またはIntervention（介入）
C	Control（対照）
O	Outcome（アウトカム）

1) Patients (Population)

特定の疾患や病態，あるいは特定の背景要因を有する対象を定義します。先行研究の組み入れ基準（inclusion criteria）と除外基準（exclusion criteria）をよくチェックしましょう。特にランダム化比較試

験は，高齢者や併存症を有する患者が除外されることが多くなっています。つまりランダム化比較試験の対象者はリアルワールドを必ずしも反映していません。ランダム化比較試験と同じ研究テーマであっても，例えば高齢者を対象に絞った研究ならば，新規性のある研究といえます。

2) Exposure/Intervention と Control

観察研究では Exposure，ランダム化比較試験では Intervention が該当します。Exposure は特定の要因への曝露あり，Control は曝露なしに相当します。効果比較研究における Exposure/Intervention は，薬物治療に限りません。手術・処置・リハビリテーション，予防的ケア，看護・介護ケア，などさまざまです。改良された治療やケアをExposure/Intervention，既存の治療やケアを Control に設定することも可能です。異なる種類の治療・ケアを比較することも可能です。例えば，手術を Exposure/Intervention，内科的治療を Control に設定してもよいでしょう。標準治療＋新規治療を Exposure/Intervention，標準治療のみを Control に設定することもできます。

3) Outcome

アウトカムは，可測性（measurability），定量性（quantitativity），蓋然性（plausibility）という条件が揃っている必要があります。可測性とは，確立された測定原理に基づいて測定可能であることをいいます。先行研究よりも正確度の高い測定法を用いて研究を行えば，新規性のある研究となります。定量性とは，測定値の統計分析が可能であることをいいます。蓋然性とは，測定する指標が生物学的または臨床的にもっともらしいことを指します。

アウトカムは2つ以上設定しても構いません。ただし，最も注目しているアウトカムを**一次アウトカム（primary outcome）**，その他を

二次アウトカム (secondary outcome) として区別する必要があります。

　定義が厳密で客観的なアウトカムをハード・アウトカム (hard outcome) といいます。死亡や疾病の罹患などが該当します。それ以外はソフト・アウトカム (soft outcome) といいます。痛みなどの症状改善やQOLなどの主観的なアウトカム，入院の有無や在院日数などはソフト・アウトカムです。

　個々のアウトカムの発生率が低いことが想定される場合，複数のアウトカムをまとめた複合アウトカム (composite outcome) を設定することもあります。ただし，死亡などのハード・アウトカムと，特定の治療の実施や入院などのソフト・アウトカムをまとめて複合アウトカムとすることには批判もあります。例えば，心血管系薬剤の治験などでは，主要心血管イベント（major adverse cardiovascular events, MACE）という複合アウトカムが用いられます。死亡，心筋梗塞，心不全，脳卒中のほかに，標的血管の血行再建術や入院などのイベントもまとめます。死亡や心筋梗塞などハード・アウトカムは発生率が低く，群間で有意差が出にくい一方で，複合アウトカムは発生率が高くなるので必然的に群間で有意差が出やすく，そのためサンプルサイズも少なくてすみます。しかしこれは治療効果の過大評価であると批判されることもあります。

　死亡や疾病の罹患など，臨床的に重要なアウトカムを真のアウトカム (true outcome) といいます。真のアウトカムに至るまでの中間因子であって，真のアウトカムの代わりに使用されるアウトカムを代替アウトカム (surrogate outcome) といいます。敗血症性ショックの治療薬の効果を判定する臨床研究において，真のアウトカムは死亡です。しかし，症例数を十分に確保できず死亡率の比較が困難であるという理由で，「昇圧薬の使用量」などの代替アウトカムが用いられることがあります。ただし，「昇圧薬の使用量」を抑えられたから

といって，死亡率の減少につながるとは必ずしもいえません。つまり「昇圧薬の使用量」という代替アウトカムは真のアウトカムと必ずしも関連せず，妥当性を欠く指標といえるかもしれません。

コラム

❖ アンジェリーナ・ジョリー効果

アンジェリーナ・ジョリー (Angelina Jolie) はアメリカの有名な女優です。彼女は2013年5月14日，*BRCA1*遺伝子の変異が判明したため両側リスク低減乳房切除術 (bilateral risk-reducing mastectomy, BRRM) を受けたことを New York Times に公表しました。*BRCA1*遺伝子変異がある女性は乳癌発生リスクが高いため，予防的に両側乳房を切除したということです。

このニュースの後，アメリカで*BRCA*遺伝子検査を受ける女性が激増したそうです。これを「アンジェリーナ・ジョリー効果」と呼ぶそうです。

2021年に発表されたある論文では，片側性乳癌と診断された後に対側の乳房を予防的に切除する手術 (対側リスク低減乳房切除術：contralateral risk-reducing mastectomy, CRRM) の実施率が，アンジェリーナ・ジョリーの手術公表前後で変化したかどうかを単施設で調べた結果が報告されました[1]。公表前の患者268人，公表後の患者は118人であり，CRRMの実施率は公表前が23.9%，公表後は50.0%であり，公表後に有意に増加したとのことです。

論文の著者によれば，これも「アンジェリーナ・ジョリー効果」とのこと。著者らはさらに「リスク低減手術のメリットについて女性にカウンセリングを行う場合，リスクの客観的評価を伝えることが重要である」と結論づけています。

3 FINERのチェック

　PE（I）COの枠組みに構造化したら，次に，研究が実施可能であること（feasible），興味深い内容であること（interesting），新規性があること（novel），倫理的であること（ethical），患者にとって切実な問題を

　さて，この論文に対する私の批評を書くとしましょう。この「研究」は，研究といえるでしょうか？ 結果は臨床医学への進歩に何がしかでも寄与するでしょうか？ 患者のQOL改善に少しでもつながるでしょうか？ 私はこれらについていずれも懐疑的です。百歩譲って，メディアが人々の行動にどのような影響を与えうるか，といった社会学的な視点からはいくばくか面白いとはいえるかもしれませんが，その見地からも科学的な新規性は乏しいでしょう。ついでにいうと，厳密な時系列分析を行っているわけでもないので，前後の変化は「アンジェリーナ・ジョリー効果」とやらが影響しているかどうかすら実際のところ不明です。「リスク低減手術のメリットについて女性にカウンセリングを行う場合，リスクの客観的評価を伝えることが重要である」というステートメントは，結果に基づく考察ではなく，ごく当たり前のことです。

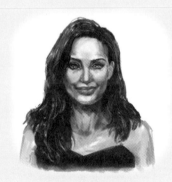

　この「研究」が単に個人の好奇心に基づいて実施されたのならば，何の意味もない「研究もどき」でしょう。

文　献

1) Basu NN, Hodson J, Chatterjee S, et al. The Angelina Jolie effect: contralateral risk-reducing mastectomy trends in patients at increased risk of breast cancer. Sci Rep 2021; 11: 2847. PMID: 33531640

扱っていること（relevant）についてチェックしましょう（表3-6）。

表3-6　FINER

F（feasible）	実施可能である
I（interesting）	興味深い
N（novel）	新規性がある
E（ethical）	倫理的である
R（relevant）	患者にとって切実な問題を扱っている

1）Feasible

　臨床研究デザインにおいて実施可能性（feasibility）はとりわけ重要です。自ら確保できる研究フィールドであるか，あるいは研究協力者の助力が得られれば研究フィールドを拡大できるか？ 研究目的に沿った標的集団（target population）を同定し適格患者（eligible patients）をリクルートすることは可能か？ 患者の同意は得られるか？ その集団からデータを効率的に収集できるか？ 研究に必要な予算を獲得できるか？ これらの点についてあらかじめ考慮しておく必要があります。

　実施可能性の面から，さまざまな妥協が必要になることもあります。ランダム化比較試験が非現実的であり，観察研究で考え直す必要も生じます。

2）Interesting

　研究の対象領域と同じ領域の臨床家，研究者，医療政策の意思決定者にとって興味深い内容でなければなりません。

3）Novel

　内容に新規性（novelty）や独自性（originality）があることも重要な要件です。既存の研究の二番煎じでは高い評価は得られません。ただ

し，独自性にこだわるあまり奇をてらった内容に走ることは慎むべき
です。

4) Ethical

研究の方法が倫理的でなければなりません。特に介入研究におい
て，侵襲的な介入では想定されるリスクと期待できるベネフィットを
十分に比較衡量しなければなりません。

5) Relevant

患者や社会にとって切実な（relevant）問題を扱っていなければな
りません。単なる知的好奇心を満たすための研究は無意味です。

Key Messages

・CQをRQに構造化する過程で先行研究のレビューは必須です。

・CQをPE（I）COに当てはめ，研究の目的・仮説を明確化します。

・臨床研究が実施可能である（feasible），興味深い（interesting），
  新規性がある（novel），倫理的である（ethical），患者にとって
  切実な問題を扱っている（relevant）点をチェックします。

・実施可能性の検討では，研究フィールドの確保，患者のリクルー
  ト，研究予算などを総合的に勘案し，最適な研究デザインを考
  慮します。

3 CQからRQへ — 実践編

　　本項では，症例経験に基づくCQの立案と，CQ⇒RQの構造化に関する具体例を提示します（いずれの例も実際の症例経験に基づいているものの，症例経験から臨床研究に発展させる流れを理解しやすくするため，多少脚色されています）。

① 胸部大動脈疾患に対する人工血管置換術後の縦隔炎発生の予測

1) 背景

　　心臓大血管手術後の約1％に縦隔炎が発生し，術後縦隔炎の在院死亡率は約20％との報告もあります[1]。特に胸部大動脈疾患に対する人工血管置換術後の縦隔炎は発生率も死亡率も比較的高いと考えられます。

2) 症例の経験

- ■ 症例：72歳，男性
- ■ 主訴：胸痛
- ■ 既往歴：慢性閉塞性肺疾患
- ■ 家族歴：特記すべきことなし
- ■ 生活歴：喫煙者（1日20本×40年間）
- ■ 身体所見：特記すべきことなし
- ■ 経過：2018年9月1日，夜間に突然の胸痛を自覚し，近隣の救急病院の外来を受診。急性大動脈解離と診断され，当院に救急搬送された。

胸部CTにて上行・弓部・下行大動脈にStanford Aの解離を認めたため，緊急手術となった。超低体温循環停止逆行性脳循環下に上行弓部大動脈人工血管置換術を施行した。

　術後の循環動態は安定していたものの，呼吸状態が悪く，術後4日目に人工呼吸器から離脱した。術後14日目，正中切開創の発赤・腫脹と胸郭動揺を認めた。鑷子で創に触れると容易に哆開し，膿の排出を認めた。胸部CTを施行，縦隔炎と診断し，同日に再開胸を行った。ワイヤーを抜去し，縦隔内の感染組織のデブリードマンを可及的に行い，陰圧閉鎖療法と持続洗浄を開始した。術後22日目，排液の培養検査は陰性となり，感染はコントロールできていると判断し，大網充填術を行った。有茎の大網を挙上し，人工血管周囲の死腔に充填し，閉胸した。その後も抗菌薬の静注を継続したが，感染徴候はなく，血中CRP値は低値で安定していたため，術後41日目に独歩退院となった。

　　喫煙者であり慢性閉塞性肺疾患の併存症を有する高齢男性です。大動脈解離に対する人工血管置換術という侵襲の大きい手術の後に呼吸状態がなかなか改善せず，それが創感染に影響を与えたのかもしれません。

3) 症例経験から臨床研究へ

　　上記の症例経験を踏まえて，以下のCQを立案しました。

> CQ：胸部大動脈疾患に対する人工血管置換術後の縦隔炎のリスク因子は何か？

（ⅰ）先行研究のレビュー

　　胸骨正中切開による心臓大血管手術後の縦隔炎発症のリスク因子については多くの先行論文がありました[2-5]。術前のリスク因子として，

高齢・喫煙・肥満・糖尿病・慢性閉塞性肺疾患・心不全・ステロイド内服・腎不全・低栄養・脳梗塞の既往などがあります。緊急手術・再手術・術前長期入院もリスク因子です。

　術中のリスク因子として，手術時間・人工心肺時間が知られています。冠動脈バイパス術における両側内胸動脈グラフトの使用と縦隔炎発生との関連については先行研究の結果が一致していませんでした[6-8]。術後因子としては，術後高血糖，低心拍出量症候群，人工呼吸器管理の遷延，輸血などがありました[9,10]。

　こうしてみると，縦隔炎発症のリスク因子についてはすでに調べつくされており，新規のリスク因子を同定することは容易ではなさそうです。

　多数のリスク因子が重複している患者ほど，縦隔炎を起こしやすいといえそうです。ならば，既知の多数のリスク因子を組み込んだ臨床予測モデルを作成すれば，新規性のある研究になるかもしれません（臨床予測モデルについては，拙書『できる！臨床研究　最短攻略50の鉄則』を参照してください）。

　心臓大血管手術後縦隔炎の発症を予測する臨床予測モデルを構築した先行研究は散見されます[11,12]。しかし，人工血管置換術後縦隔炎に特化した臨床予測モデルはあまりないようです。また，縦隔炎の死亡率は比較的高いものの，縦隔炎による死亡リスクを検討した研究も少ないようです。

（ⅱ）PECO

　上記のレビュー結果も踏まえて，以下のようなPECOに構造化します。

Patients	胸部大動脈疾患に対する人工血管置換術後の患者
Exposure	多数のリスク因子あり
Control	リスク因子なし
Outcome	縦隔炎の発生および縦隔炎による死亡

（ⅲ）FINERのチェック

　上記のPECOについて，FINERをチェックしましょう。

Feasible：胸部大動脈疾患に対する人工血管置換術は，冠動脈バイパス術などと比べればそれほど多く行われる術式ではありません。しかし胸部大動脈疾患に対する人工血管置換術は緊急手術も多く，手術侵襲も大きいため，縦隔炎の発生率は他の心臓手術に比べても高いと考えられます。また，人工血管への感染は難治性であり，死亡率も高いことが知られています。したがって，胸部大動脈疾患に対する人工血管置換術を一定以上実施している複数の施設からデータを集積することにより，研究に必要な症例数を確保できるかもしれません。

Interesting：心臓血管外科の専門家にとって興味深い研究といえるでしょう。

Novel：先行研究と比較した新規性を担保するには，先行研究では検討されていないリスク因子を臨床予測モデルに投入したり，人工血管置換術に特化したモデルを作成するなどの工夫が必要でしょう。

Ethical：効果比較研究ではなく臨床予測モデルを構築する研究なので，観察研究がベースになります。患者に新たな侵襲などが追加されるわけではないので，倫理的な問題は少ないでしょう。

Relevant：縦隔炎は難治性であり，また致死的な術後合併症です。臨床予測モデルによって，縦隔炎発生や死亡の高リスク患者を早期に同定することができれば，術前・術中・術後管理の一助になるでしょう。

2 膵体尾部切除術後の膵液漏の治癒までの期間

1）背景

　膵液漏は，膵体尾部切除術後に発生するありふれた合併症です。適切なドレナージが行われなければ，腹膜炎，腹腔内膿瘍や出血をきた

し致死的になりえます。しかしドレナージがうまくいけば保存的治療
により治癒します。

2）症例の経験

- 症例：64歳，男性
- 主訴：左季肋部痛
- 既往歴：糖尿病
- 家族歴：特記すべきことなし
- 生活歴：喫煙歴なし
- 身体所見：身長170 cm，体重95 kg，BMI 32.9 kg/m²（肥満）。
他に特記すべきことなし。
- 経過：人間ドックのCT検査で発見された無症状の膵尾部癌に対し
て，腹腔鏡下膵体尾部切除術，脾合併切除を施行。左横隔膜下ドレー
ンは術後5日目に抜去した。術後8日目に左季肋部痛を訴えたため，
腹部超音波検査および腹部CTを施行したところ，膵周囲に液体貯留
を認め，膵液漏と診断した。抗菌薬の投与に加えて，超音波ガイド下
に穿刺しドレーンを挿入・留置した。ドレナージは良好であり，明ら
かな感染徴候を認めなかったものの，排液量はなかなか減少せず，排
液中のアミラーゼ高値も持続した。術後29日目にようやくドレーン
を抜去し，その後も特に異常を認めなかったため，術後36日目に退
院となった。

　　上記の症例は，糖尿病と肥満を合併していました。膵液漏はたいて
いの場合，保存的治療により治癒します。しかし上記の症例のように
治癒するまでの期間が長くなることもあります。

3）症例経験から臨床研究へ
　　上記の症例経験を踏まえて，次の2つのCQを立案しました。

CQ1：膵体尾部切除術後の膵液漏の発生に関連するリスク因子は
　　　何か？

CQ2：膵体尾部切除術後の膵液漏の治癒までの期間を延長させる
　　　要因は何か？

　上記のCQをRQに構造化し，FINERを検討しましょう。

（ⅰ）先行研究のレビュー

　膵体尾部切除術後の膵液漏発生のリスク因子について，膨大な数の先行論文が検索されました。

　43研究（累計8,864人）を統合したメタ解析の結果によると，術後膵液漏の発生率は20.4％（95％信頼区間17.7-23.4％）でした。喫煙（オッズ比1.29，95％信頼区間1.08-1.53）と開腹膵体尾部切除術（オッズ比1.43，95％信頼区間1.02-2.01）が膵液漏発生と有意に関連していました。糖尿病はむしろ膵液漏発生率の減少と関連していました（オッズ比0.81，95％信頼区間0.68-0.95）[13]。

　アメリカの多施設観察研究では，2,026人の膵体尾部切除患者のうち306人（15.1％）に膵液漏を認め，年齢（60歳未満：オッズ比1.42，95％信頼区間1.05-1.82），肥満（オッズ比1.54，95％信頼区間1.19-2.12），低アルブミン血症（オッズ比1.63，95％信頼区間1.06-2.51），硬膜外麻酔なし（オッズ比1.59，95％信頼区間1.17-2.16），神経内分泌腫瘍または非がん（オッズ比1.56，95％信頼区間1.18-2.06），

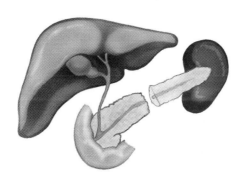

脾合併切除（オッズ比1.99，95％信頼区間1.25-3.17），血管切除
（オッズ比2.29，95％信頼区間1.25-3.17）が膵液漏発生と有意に関
連していました[14]。

　しかし，膵液漏が発生した症例における膵液漏治癒までの期間に影
響する要因を調べた研究はほとんどありません。文献検索した限り
唯一，イタリアの単施設研究がみつかりました。その研究では，496
人の膵体尾部切除術後の膵液漏発生率が28.2％，治癒までの期間の
中央値は30日でした。治癒までの期間と関連する要因として，性別，
ASA（American Society of Anesthesiologists）スコア，超音波切開装
置による膵切除，ドレーンの培養結果陽性などが挙げられました[15]。

（ⅱ）PECO

　上記のレビュー結果も踏まえて，CQ1は断念し，CQ2について以
下のようなPECOに構造化します。

Patients	膵体尾部切除術後に膵液漏と診断された患者
Exposure	潜在的リスク因子あり
Control	潜在的リスク因子なし
Outcome	膵液漏が治癒するまでの期間

（ⅲ）FINERのチェック

　上記のPECOについて，FINERをチェックしましょう。

Feasible：膵体尾部切除術は，胃切除や結腸切除などと比べればそ
れほど多く行われる術式ではありません。膵液漏は，膵体尾部切除術
後15〜20％程度と比較的高頻度に起こる合併症です。したがって，
膵体尾部切除術を一定以上実施している施設であれば，数年分のデー
タを集積することにより研究に必要な症例数を確保できるかもしれま
せん。実際，先行のイタリアでの研究も単施設研究でした。もちろ
ん，多施設研究が実施できればなおよいでしょう。

Interesting：外科の専門家にとって興味深い研究といえるでしょう。

Novel：先行研究と比較した新規性を担保するには，先行研究では検討されていない潜在的リスク因子をリストアップし，それらのデータを収集して，多変量解析のモデルに組み込む必要があります。膵液漏に対する治療（抗菌薬，栄養サポート，蛋白分解酵素阻害薬，ソマトスタチンアナログ，経皮的穿刺ドレナージ，内視鏡的ドレナージなど），他の合併症（感染・膿瘍形成，腹腔内出血など），手術関連要因（膵切離方法など）等々，臨床的蓋然性（clinical plausibility）のある要因を選ぶとよいでしょう。

Ethical：効果比較研究ではなくリスク因子を同定する研究なので，観察研究がベースになります。患者に新たな侵襲などが追加されるわけではないので，倫理的な問題は少ないでしょう。

Relevant：膵液漏は稀に致死的になりうる合併症であり，またときに治癒までの期間が長くなることもあります。治癒までの期間の延長に関連するリスク要因を回避することによって膵液漏の治癒までの期間を短縮することができれば，患者のQOL向上に役立つ可能性があります。

③ アンジオテンシン変換酵素阻害薬による誤嚥性肺炎の再発予防

1) 背景

アンジオテンシン変換酵素阻害薬（angiotensin converting enzyme inhibitor，ACEI）の副作用として，空咳が有名です。空咳が生じた場合，ACEIは中止され，他の降圧薬に切り替えられることが一般的です。

この副作用が起こる機序として，ACEIはアンジオテンシンⅡ変換酵素を阻害するとともに，サブスタンスPの分解も阻害することが考えられています。サブスタンスPは咽頭および気道に作用して，嚥下反射と咳反射を亢進させます。これが空咳の原因ではないかとされています。

この副作用を逆手にとって，脳卒中後など誤嚥性肺炎のリスクがある高血圧症患者に対してあえて ACEI が選択されることがあります。ACEI によるサブスタンス P 分解阻害が嚥下反射と咳反射の亢進を惹起し，結果的に誤嚥性肺炎を予防できるかもしれない，という説です。

2) 症例の経験

- ■ 症例：80歳，男性
- ■ 主訴：発熱
- ■ 既往歴：高血圧，脳梗塞，認知症
- ■ 現病歴：2013年より脳梗塞後遺症，認知症の診断にて近医でフォローされていた。徐々に日常生活動作（activities of daily living, ADL）が低下し，2015年1月より訪問看護やデイサービスの利用を開始した。その時点で，車椅子移乗は可能であった。また，中等度の嚥下障害を認めていた。2015年12月，誤嚥を疑うエピソードがあり，その後から発熱と意識混濁を認めたため，当院に入院となった。
- ■ 入院時現症：意識レベルは Japan Coma Scale 30，体温 38.9℃，血圧 150/85mmHg，脈拍 98/分・整。右片麻痺あり。両下肺野に水泡音（coarse crackles）を聴取。
血算は白血球数 9,400/μL，軽度貧血あり。生化学検査では CRP 15.4mg/dL。
胸部 X 線写真では両肺野に著明な浸潤影を認めた。
- ■ 経過：誤嚥性肺炎を疑い，絶飲食，補液，抗菌薬の投与を行った。肺炎は約2週間で改善した。嚥下訓練を受け，嚥下機能は一定程度改善を認め，経口摂取も可能となったため，2016年2月，自宅退院となった。高血圧に対して元々はアンジオテンシンII受容体拮抗薬（angiotensin II receptor blocker, ARB）を使用していたが，本人・家族の同意も得て，誤嚥性肺炎予防の効果を期待できる ACEI に切り替えた。その後1年間，誤嚥性肺炎の再発は認められていない。

上記の症例では，降圧薬をACEIに切り替えた後の1年間，誤嚥性肺炎の再発は認められていません。しかし，そのことから直ちに「ACEIは誤嚥性肺炎の予防に有効」とはいえません。

3) 症例経験から臨床研究へ

上記の症例経験を踏まえて，以下のCQを設定しました。

CQ：ACEIは誤嚥性肺炎の再発を予防するか？

上記のCQをRQに構造化し，FINERを検討することとしましょう。

（ⅰ）先行文献のレビュー

上記の症例は，2017年時点のものでした。その時点で文献レビューを行った結果，いくつか重要な先行研究がみつかりました。

①2004年に国際的なランダム化比較試験の結果が報告されています[16]。脳卒中または一過性脳虚血発作の既往がある6,105人の患者がACEI群（3,051人）とプラシーボ群（3,054人）に割り付けられました。エンドポイントは肺炎の発症とされました。患者の平均年齢は64歳，男性が70％，Barthel indexの平均値は97であり，比較的若くADLも自立している患者群です。追跡期間の中央値は3.9年であり，ACEI群では117人（3.8％），プラシーボ群では144人（4.7％）に肺炎の発症を認めました。相対リスク0.81（95％信頼区間0.63-1.03）であり，両群間に有意差を認めませんでした。対象の39％はアジア人であり，そのサブグループにおいては相対リスク0.53（95％信頼区間0.33-0.86）と有意差を認めました。

②嚥下障害を有する脳卒中の高齢患者を対象に，ACEIの肺炎予防効果を検証したランダム化比較試験の結果が2015年に報告されています[17]。対象は，脳卒中による嚥下障害のため経管栄養を受けている高齢者93人でした。介入群は26週間にわたりリシノプリル2.5 mgを経管投与され，対照群は偽薬を投与されました。一次ア

ウトカムは肺炎の発症，二次アウトカムは死亡および嚥下能力とされました。

　中間解析の時点で71人が試験に組み入れられ，介入群の死亡率が有意に高かったため試験は中止となりました。両群間で肺炎の発生率に有意差は認められませんでした。嚥下機能は介入群の方が少し良い傾向が認められました。

③初回の肺炎予防効果についてACEIとARBを比較した研究は多数ありました。37研究を含めたシステマティック・レビューが2012年に出版されています[18]。一次アウトカムは肺炎の発生，二次アウトカムは肺炎関連死亡とされました。ACEI群はARB群と比べて肺炎発症のオッズ比が0.69（95％信頼区間0.56-0.85）と有意であり，治療必要数（number needed to treat，NNT）は65（95％信頼区間48-112）となりました。サブグループ解析では，脳卒中のサブグループにおいてACEI群はARB群と比べて肺炎発症のオッズ比が0.46（95％信頼区間0.34-0.62）でした。

　文献レビューの結果をまとめると，①のランダム化比較試験では脳卒中の既往のある患者に対するACEI投与は，アジア人のサブグループでは肺炎の発症率低下と関連を認めたものの，全体としては有意差を認めず，ACEIの肺炎予防効果について確定的な結果は得られませんでした。②は，脳卒中による嚥下障害のため経管栄養を行っている患者が対象です。こうした極めてハイリスクである症例ではACEIの肺炎予防効果は認められませんでした。一方で③のシステマティック・レビューでは，ACEIはARBと比較して肺炎の発生率低下と有意に関連していました。

　ほとんどの研究は，ACEI投与による初回の肺炎発症の予防効果を分析したものです。日常臨床において，肺炎を一度発症した患者がその後も繰り返し肺炎を再発し入退院を繰り返すことはよくみられま

す。しかし，脳卒中後遺症により一度肺炎に罹患した患者の肺炎再発をACEI投与によって予防できるかどうかは明らかでありません。この部分がエビデンスの隙間になっています。

（ⅱ）PECO

　上記のレビュー結果も踏まえて，以下のようなPECOに構造化できます。

Patients	高血圧を有し，脳卒中による入院中に初回の誤嚥性肺炎を発症した患者
Exposure	ACEI 投与
Control	ARB 投与
Outcome	誤嚥性肺炎による再入院

（ⅲ）FINERのチェック

　上記のPECOについて，FINERのチェックを行ってみましょう。FINERのチェックは順不同です。今回はE⇒R⇒N⇒I⇒Fの順に検討しましょう。

Ethical：ランダム化比較試験は倫理的に困難でしょう。なぜならば過去の研究で，ACEIの肺炎発症予防効果を示唆する研究結果が示されているからです。ACEIが肺炎再発予防効果を有する可能性があるため，対照群に割り当てられた患者群が不利益を被る恐れがあります。治療の割り当てに対する介入を伴わない観察研究ならば，倫理的な問題は少ないでしょう。

Relevant：脳卒中後遺症による嚥下障害がベースにあり肺炎で入院した患者は，その後も肺炎の再発による入退院を繰り返すかもしれません。肺炎再発を予防し，入退院の頻度を減少させることは，患者や社会にとって切実な問題といえるでしょう。

Novel：先行研究は，ACEIによる初回の肺炎発症の予防効果を検証したものです。脳卒中後遺症により肺炎に罹患した患者に対する肺炎

再発予防効果は十分に明らかではありません。新規性はあるでしょう。

Interesting：脳卒中の専門家のみならずリハビリテーションや在宅医療に従事する臨床家，医療政策の意思決定者にとっても，興味深い内容といえるでしょう。

Feasible：症例数の確保が実施可能性の点で最大の課題です。研究フィールドを確保できるか，適格患者を同定しデータ収集可能か，検討が必要です。単施設では症例が不足することが考えられ，多施設研究が必要となるでしょう。この研究テーマに賛同し研究に協力してもらえる施設をどれぐらい確保できるかも，重要な検討課題です。理想的には前向きコホート研究をデザインし，対象患者を長期間追跡調査することがベストです。しかし，カルテレビューなどによる後向きコホート研究の方が実施可能性の点では勝っています。

（iv）実際の研究

　このテーマは我々の研究グループが実際に研究を実施し，論文発表にまでこぎつけました。カルテレビューではなく，保険データベースの一つであるDPC（Diagnosis Procedure Combination）データベースを用いて実施しました[19]。

　2010年7月〜2016年12月の期間に脳卒中でDPC病院に入院し，入院中に誤嚥性肺炎を発症した患者を対象としました。アウトカムは，初回退院後14日，30日，90日以内の誤嚥性肺炎による再入院としました。対象患者35,586人のうち，5,846人（16％）がACEIを投与されていました。傾向スコアによる1：1マッチングを行い，ACEI投与群とARB投与群5,789のペアを作成しました。ACEI投与群とARB投与群それぞれにおいて，14日再入院は0.8％と0.7％，30日再入院は1.3％と1.3％，90日間再入院は2.6％と2.4％といずれも有意差はありませんでした。コックス回帰分析の結果，ARB投与群に対するACEI投与群の再入院のハザード比は1.21（95％信頼区間

0.98-1.48）であり，やはり有意差はありませんでした。本研究結果から，脳卒中後に誤嚥性肺炎を併発した患者に対して，ACEIは誤嚥性肺炎再発予防との関連を認めませんでした。

④ 重症外傷に対するドクターヘリの効果

1）背景

　医師が同乗して患者をヘリコプターにより搬送するシステム（helicopter emergency medical services，HEMS）は，日本では「ドクターヘリ」と呼ばれています。救急車による搬送システム（ground emergency medical services，GEMS）と比較して，救急搬送時間の短縮による救命率の向上が期待されます。ドクターヘリはまた，僻地における救急医療体制の強化なども目的としています。2021年5月現在，ドクターヘリは44道府県で54機配備されています。2019年度における全国の出動件数は27,000件を超えました[20]。

　救急車は一般市民が119にコールすることにより出動を要請できます。しかしドクターヘリはそうではありません。消防機関が患者の重症度などを判断したうえで要請します。消防からドクターヘリ通信センターにホットラインが入ると，運航管理者（コミュニケーションスペシャリスト）が着陸場所などの調整を行います。ドクターヘリは，消防機関の誘導により決められた離着陸場（公園，運動場，学校の校庭など）に着陸します。患者は，離着陸場までは救急隊員により救急車で搬送されます。救命救急医は離着陸場に向かい，そこで患者と接触し，ドクターヘリに同乗します。ドクターヘリ内には救急治療に必要な機器や医薬品が搭載されており，救命救急医は患者搬送中にヘリ内で診療を開始します。搬送先医療機関は救命救急センターや災害拠点病院などです。搬送先病院の建物屋上にはヘリポートが設置されています。なお，ドクターヘリの運航時間は原則として日中に限られ，

日没後や悪天候時は運航できません。

　ドクターヘリは，患者搬送時間の短縮に加え，病院前から治療を開始することにより良好な予後につながることが期待できます。一方でドクターヘリは，多くの費用がかかります。ドクターヘリによる搬送でも救急車搬送でも予後に差がないようなケースに対してドクターヘリを出動させることは，現場の負担や費用の面から避けられるべきです。

2) 症例の経験

■ 症例：36歳，男性
■ 主訴：腹痛
■ 既往歴：特記すべきことなし
■ 現病歴：スキー中に転倒し，左胸腹部を強打した。受傷直後より痛みを自覚していたものの，自力で立ち上がり，ゲレンデを滑降して休憩所にたどり着いた。痛みは次第に強くなり自制困難となったため，自力で119をコールした。救急隊は覚知から30分後に現着した。左側胸部挫傷と左側腹痛を認め，血圧90/50 mmHg，脈拍120/分・整，意識レベルJapan Coma Scale 2，頻呼吸，四肢のチアノーゼも認めた。腹腔内出血による出血性ショック疑いにて，ドクターヘリが要請された。ドクターヘリによる搬送中に，救命救急医は急速輸液，気管内挿管を実施した。救命救急センターの初療室に搬送直後に心停止に至り，胸骨圧迫を施行しつつ開腹した。脾損傷を認めたため脾動脈を遮断後，脾摘術を施行した。輸血も行い，術中に心拍は再開した。本症例の外傷重症度スコア Injury Severity Score は25であった。術後は集中治療室（ICU）管理を行った。術後経過は良好であり，術翌日に抜管，術後14日目に独歩退院した。神経学的後遺症もなく，受傷から約30日後に職場復帰した。

　本症例は，ドクターヘリによる搬送時間の短縮が受傷から初療までの時間短縮につながり，救命につながった典型的な症例と考えられま

す。しかし，いつもこのような典型例とは限りません。実際に現場で
は，ドクターヘリを要請すべきか否か，判断に迷うケースもあるで
しょう。救急車搬送と比較したドクターヘリ搬送による外傷患者の予
後改善効果は，どの程度明らかにされているでしょうか？

3) 症例経験から臨床研究へ

上記の症例経験を踏まえて，以下のCQを立案しました。

CQ：HEMSは重症外傷患者の予後を改善するか？ 改善するとすれ
　　ばどのタイプの重症外傷により有効か？

上記のCQをRQに構造化し，FINERを検討しましょう。

(ⅰ) 先行研究のレビュー

HEMSはドイツやアメリカで1970年前後に導入されました[21]。

近年のいくつかの研究では，GEMSと比較して，HEMSが外傷患
者に対する生存率の改善と関連していることが示唆されました[22-27]。
しかし，他の研究ではHEMSとGEMS間で生命予後改善に有意差を
認めませんでした[28-30]。

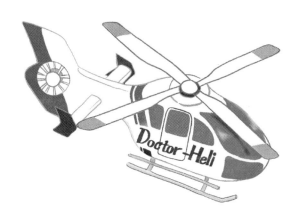

これらの研究はすべて観察研究デザインであり，未測定の交絡因子の影響を受けている可能性があります。したがって，HEMSの利点についてはいまだ議論の余地がありそうです。

　HEMSはGEMSよりも多くの費用がかかります。その点を考慮すると，HEMSの恩恵を受けにくい症例には利用を控える必要があります[31]。

　しかし，重症外傷のタイプによってサブグループ解析を実施した研究は少なく，どのタイプの外傷患者がHEMSの恩恵を特に受けやすい可能性があるかは，いまだ十分に明らかにされていません。

（ii）PECO

　上記のレビュー結果も踏まえて，以下のようなPECOに構造化できます。

Patients	重症外傷患者（Injury Severity Score ≧ 16） （外傷の種類によってサブグループに層別化）
Exposure	ヘリコプターによる搬送システム（HEMS）
Control	救急車による搬送システム（GEMS）
Outcome	在院死亡率

（iii）FINERのチェック

　上記のPECOについて，FINERをチェックしましょう。今回もE⇒R⇒N⇒I⇒Fの順に検討します。

Ethical：救命救急領域の研究であり，このテーマでランダム化比較試験は倫理的にほぼ不可能でしょう。実際これまで，ランダム化比較試験は全く行われていません。治療の割り当てに対する介入を伴わない観察研究ならば倫理的な問題は少ないでしょう。

Relevant：重症外傷は生命に関わります。重症外傷患者の予後を改善することは切実な課題です。また，HEMSは高額であり，予後改善を伴わないケースでの乱用は避けるべきです。そのため，どのよう

な症例がHEMSによる恩恵を受けやすいかを検討することは，社会全体も関心のある課題です。

Novel：先行研究はいずれも観察研究であり，方法論的課題を抱えています。特に未測定交絡によるバイアスの影響は避けられません。そこで，先行研究では未測定であった交絡因子に関するデータを収集し，それらを適切な統計手法を用いて調整できれば，先行研究の限界をある程度克服できます。その点でも新規性を担保できるでしょう。

Interesting：救命救急の専門家のみならず，救急隊員，および救急医療に関する政策意思決定者にとっても，興味深い内容といえるでしょう。

Feasible：この研究も，症例数の確保が実施可能性の点で最大の課題です。研究フィールドを確保できるか，適格患者を同定しデータ収集可能か，検討が必要です。単施設では症例が不足すると考えられ，多施設研究が必要となるでしょう。この研究テーマに賛同し研究協力してもらえる施設をどれぐらい確保できるかも，重要な検討課題です。理想的には前向きコホート研究をデザインし，対象患者からできるだけ多くのデータを収集することがベストです。しかし，カルテレビューなどによる後向きコホート研究の方が実施可能性の点では勝っています。

（ⅳ）実際の研究

このテーマは我々の研究グループが実際に研究を実施し，論文発表にまでこぎつけました。カルテレビューではなく，患者レジストリーの一つである「日本外傷データバンク」のデータを用いて実施しました[32]。

日本外傷データバンクは，日本救急医学会診療の質評価指標に関する委員会と日本外傷学会 Trauma Registry 検討委員会が中心となり構築した，外傷に関する患者レジストリーです[33]。外傷診療の質の向上を目的に，外傷患者に関わる詳細なデータを集積しています。参

加施設の研究者はデータにアクセス可能であり，臨床研究も多く実施されています。

　研究デザインは後向きコホート研究です。研究の目的は，HEMSおよびGEMSによって搬送された成人重症外傷患者の死亡率を比較し，さまざまなサブグループにおけるHEMSの影響を分析することでした。

　2004年から2014年までの日中にHEMSまたはGEMSによって搬送された外傷重症度スコア（Injury Severity Score）が16以上のすべての成人患者を対象としました。アウトカムは院内死亡としました。測定された交絡因子を調整するために傾向スコアマッチング（propensity score matching），傾向スコア逆確率重み付け法（propensity score inverse probability of treatment weighting）が用いられました。また，未測定交絡因子も含めた交絡調整のために操作変数法（instrumental variable method）が用いられました。なお，傾向スコア分析については拙書『できる！傾向スコア分析 SPSS・Stata・Rを用いた必勝マニュアル』（金原出版），操作変数法については拙書『医学論文の難解な統計手法が手に取るようにわかる本』（金原出版）をご参照ください。

　192の病院からの適格な患者（21,286人）には，HEMS群4,128人とGEMS群17,158人が含まれていました。傾向スコアマッチングでは，HEMS群とGEMS群の間で在院死亡率に有意差を認めました（22.2％対24.5％，リスク差−2.3％［95％信頼区間−4.2〜−0.5］；治療必要数（number needed to treat）43［95％信頼区間24〜220]）。逆確率重み付け法でも同様に有意差を認めました（20.8％対23.9％；リスク差−3.9％［95％信頼区間−5.7〜−2.1］；治療必要数26［95％信頼区間17〜48]）。さらに操作変数法でも同様の結果が示されました（リスク差−6.5％［95％信頼区間−9.2〜−3.8］；治療必要数15［95％信頼区間11〜27]）。

転倒，圧迫損傷，重度胸部損傷，四肢（骨盤を含む）損傷，および
救急科到着時の外傷性心停止のサブグループでは，HEMSが在院死
亡率の低下と有意に関連していました。

結論として，適切な交絡調整を施した後，成人重症外傷患者の在院
死亡率はHEMSの方がGEMSよりも全体的に有意に低い傾向が認め
られました。さらにいくつかのタイプの外傷でHEMSは有意に死亡
率が低いことも明らかにされました。

第3章

Key Messages

- CQと関連する先行研究が多数存在し新規性を見出しにくい場合，臨床研究を断念せざるを得ないこともあります。

- 同様のテーマの先行研究があっても，未検証の内容を追加したり，先行研究の限界を克服したりすることにより，新規性を担保できます。

- 先行研究の行間を読みエビデンスの隙間を見出すことが，新規性の担保には必須です。

- ランダム化比較試験が倫理的に不可能であるために観察研究デザインを考慮する場合，交絡因子の調整が最大の課題となります。

文　献

［1. 胸部大動脈疾患に対する人工血管置換術後の縦隔炎発生の予測］
1）古川浩二郎，森田茂樹．縦隔炎─予防と治療．胸部外科 2017; 70: 601-4.
2）Milano CA, Kesler K, Archibald N, et al. Mediastinitis after coronary artery bypass graft surgery. Risk factors and long-term survival. Circulation 1995; 92: 2245-51. PMID: 7554208
3）Kohli M, Yuan L, Escobar M, et al. A risk index for sternal surgical wound infection after cardiovascular surgery. Infect Control Hosp Epidemiol 2003; 24: 17-25. PMID: 12558231
4）Tang GH, Maganti M, Weisel RD, et al. Prevention and management of deep

sternal wound infection. Semin Thorac Cardiovasc Surg 2004; 16: 62-9.
PMID: 15366689
5) Phoon PHY, Hwang NC. Deep sternal wound infection: diagnosis, treatment
and prevention. J Cardiothorac Vasc Anesth 2020; 34: 1602-13. PMID:
31623967
6) Calafiore AM, Vitolla G, Iaco AL, et al. Bilateral internal mammary artery
grafting: midterm results of pedicled versus skeletonized conduits. Ann
Thorac Surg 1999; 67: 1637-42. PMID: 10391267
7) Crabtree TD, Codd JE, Fraser VJ, et al. Multivariate analysis of risk factors
for deep and superficial sternal infection after coronary artery bypass grafting
at a tertiary care medical center. Semin Thorac Cardiovasc Surg 2004; 16:
53-61. PMID: 15366688
8) Gummert JF, Barten MJ, Hans C, et al. Mediastinitis and cardiac surgery--
an updated risk factor analysis in 10,373 consecutive adult patients. Thorac
Cardiovasc Surg 2002; 50: 87-91. PMID: 11981708
9) Ang LB, Veloria EN, Evanina EY, et al. Mediastinitis and blood transfusion in
cardiac surgery: a systematic review. Heart Lung 2012; 41: 255-63. PMID:
21963297
10) Abdelnoor M, Sandven I, Vengen Ø, et al. Mediastinitis in open heart surgery:
a systematic review and meta-analysis of risk factors. Scand Cardiovasc J
2019; 53: 226-34. PMID: 31290699
11) Nieto-Cabrera M, Fernández-Pérez C, García-González I, et al. Med-Score 24:
a multivariable prediction model for poststernotomy mediastinitis 24 hours
after admission to the intensive care unit. J Thorac Cardiovasc Surg 2018;
155: 1041-51.e5. PMID: 29273422
12) Siciliano RF, Medina ACR, Bittencourt MS, et al. Derivation and validation of
an early diagnostic score for mediastinitis after cardiothoracic surgery. Int J
Infect Dis 2020; 90: 201-5. PMID: 31525520

[2. 膵体尾部切除術後の膵液漏の治癒までの期間]

13) Chong E, Ratnayake B, Lee S, et al. Systematic review and meta-analysis of
risk factors of postoperative pancreatic fistula after distal pancreatectomy in
the era of 2016 International Study Group pancreatic fistula definition. HPB
(Oxford) 2021; 23: 1139-51. PMID: 33820687
14) Ecker BL, McMillan MT, Allegrini V, et al. Risk factors and mitigation
strategies for pancreatic fistula after distal pancreatectomy: analysis of 2026
resections from the International, Multi-institutional Distal Pancreatectomy
Study Group. Ann Surg 2019; 269: 143-9. PMID: 28857813
15) Andrianello S, Marchegiani G, Bannone E, et al. Predictors of pancreatic
fistula healing time after distal pancreatectomy. J Hepatobiliary Pancreat Sci
2021; 28: 1076-88. PMID: 33058405

[3. アンジオテンシン変換酵素阻害薬による誤嚥性肺炎の再発予防]

16) Ohkubo T, Chapman N, Neal B, et al.; Perindopril Protection Against
Recurrent Stroke Sutdy Collaborative Group. Effects of an angiotensin-
converting enzyme inhibitor-based regimen on pneumonia risk. Am J Respir

Crit Care Med 2004; 169: 1041-5. PMID: 14990394

17) Lee JS, Chui PY, Ma HM, et al. Does low dose angiotensin converting enzyme inhibitor prevent pneumonia in older people with neurologic dysphagia--a randomized placebo-controlled trial. J Am Med Dir Assoc 2015; 16: 702-7. PMID: 26123256

18) Caldeira D, Alarcão J, Vaz-Carneiro A, et al. Risk of pneumonia associated with use of angiotensin converting enzyme inhibitors and angiotensin receptor blockers: systematic review and meta-analysis. BMJ 2012; 345: e4260. PMID: 22786934

19) Kumazawa R, Jo T, Matsui H, et al. Association between angiotensin-converting enzyme inhibitors and post-stroke aspiration pneumonia. J Stroke Cerebrovasc Dis 2019; 28: 104444. PMID: 31635965

[4. 重症外傷に対するドクターヘリの効果]

20) 認定 NPO 法人救急ヘリ病院ネットワーク (HEM-Net)
https://hemnet.jp/ (2022 年 8 月 15 日閲覧)

21) Seegerer K. 10 years of the Munich Emergency Medical Service: organization and technic. MMW Munch Med Wochenschr 1976; 118: 573-8. PMID: 818533

22) Galvagno SM Jr, Haut ER, Zafar SN, et al. Association between helicopter vs ground emergency medical services and survival for adults with major trauma. JAMA 2012; 307: 1602-10. PMID: 22511688

23) Stewart KE, Cowan LD, Thompson DM, et al. Association of direct helicopter versus ground transport and in-hospital mortality in trauma patients: a propensity score analysis. Acad Emerg Med 2011; 18: 1208-16. PMID: 22092906

24) Abe T, Takahashi O, Saitoh D, et al. Association between helicopter with physician versus ground emergency medical services and survival of adults with major trauma in Japan. Crit Care 2014; 18: R146. PMID: 25008159

25) Bekelis K, Missios S, Mackenzie TA. Prehospital helicopter transport and survival of patients with traumatic brain injury. Ann Surg 2015; 261: 579-85. PMID: 24743624

26) Brown JB, Gestring ML, Stassen NA, et al. Geographic variation in outcome benefits of helicopter transport for trauma in the United States: a retrospective cohort study. Ann Surg 2016; 263: 406-12. PMID: 26479214

27) Brown JB, Gestring ML, Guyette FX, et al. Helicopter transport improves survival following injury in the absence of a time-saving advantage. Surgery 2016; 159: 947-59. PMID: 26603848

28) Talving P, Teixeira PG, Barmparas G, et al. Helicopter evacuation of trauma victims in Los Angeles: does it improve survival? World J Surg 2009; 33: 2469-76. PMID: 19672650

29) Sullivent EE, Faul M, Wald MM. Reduced mortality in injured adults transported by helicopter emergency medical services. Prehosp Emerg Care 2011; 15: 295-302. PMID: 21524205

30) Newgard CD, Schmicker RH, Hedges JR, et al.; Resuscitation Outcomes Consortium Investigators. Emergency medical services intervals and survival in trauma: assessment of the "golden hour" in a North American prospective

第3章

cohort. Ann Emerg Med 2010; 55: 235–46.e4. PMID: 19783323

31) Vercruysse GA, Friese RS, Khalil M, et al. Overuse of helicopter transport in the minimally injured: a health care system problem that should be corrected. J Trauma Acute Care Surg 2015; 78: 510–5. PMID: 25710420

32) Tsuchiya A, Tsutsumi Y, Yasunaga H. Outcomes after helicopter versus ground emergency medical services for major trauma–propensity score and instrumental variable analyses: a retrospective nationwide cohort study. Scand J Trauma Resusc Emerg Med 2016; 24: 140. PMID: 27899124

33) 日本外傷データバンク
https://www.jtcr-jatec.org/traumabank/index.htm（2022年8月15日閲覧）

コラム

❖ UpToDate

UpToDateは，世界中の約7,000人の医師たちが最新の文献情報などをレビューしその内容をまとめた，臨床家向けの意思決定支援ツールです。内容は厳格な査読・編集を経て公開されています。

Wolters Kluwer社が有料で提供しています。大学病院などでは施設利用契約しており，その施設内では無料で利用できます。個人で契約する場合，年間利用料は約500ドル（研修医・学生の場合は約200ドル）かかります。

PubMedなどの検索エンジンが論文を集めたデータベースであることと異なり，UpToDateは専門家が最新の論文をレビューして作成した診療指針をまとめたものです。そのため，日常臨床の現場で目の前の患者にどのような検査・治療を適用すればよいか，という疑問に答えるヒントを提供してくれます。

臨床の意思決定に役立てるために利用するほか，臨床研究を計画する際の参考資料としても利用可能です。特定の疾患や病態，診断・治療に関する最新のエビデンスを把握するためにも便利なツールです。しかし，個別のCQに関する解説が網羅されているわけではありません。やはり臨床研究を実施するに当たっては，自力でPubMedを検索し，幅広く文献をレビューする必要があります。

症例経験から臨床研究へ
発展させた実例

1 ツツガムシ病の症例経験から 後向きコホート研究へ

⬛1 私の症例経験

　私は医学部卒後1年6カ月間，東大病院で研修医を務めた後，福島県にある民間病院の外科に赴任しました。東京の大学病院と違って地方の民間病院は医師不足気味であり，私が赴任した病院も少数の医師で地域全体の患者の診療を担っております。私は朝から晩まで手術室，集中治療室（ICU），病棟，外来，検査室など院内を駆けずり回り，患者の診療に明け暮れておりました。

　ある休日，私は救急外来の当番に当たっており，朝から急患を診ていました。そこに，56歳の男性が高熱を訴え受診してきました。患者の体幹には広範囲の紅斑を認めます。

　（専門外だな，内科か皮膚科の先生にコンサルトしようか）

　私はそう思いつつ，とりあえず問診を始めました。既往歴に特記すべきことなく，常用薬もなし。アレルギーの既往もありません。男性は農業に従事しているとのこと。数日前から右の鼠径部周囲に紅斑が出現し，気が付けば全身に広がっていきました。掻痒はありません。発熱は昨日からであり，昨夜遅くに熱は39℃に上昇し，市販の消炎鎮痛薬を内服しても解熱しないため受診したとのことでありました。

　私は患者の下着を下ろして，鼠径部を観察しました。直径1cmぐらいの黒っぽい痂皮があり，その周囲が発赤しています。

　（はて，どこかで見たことがあるような？）

　とりあえずナースに採血の指示をしてから，私は急いで診察机の上に立てかけてあった内科学書の「感染症」のページをめくりました。

　（ひょっとして，これか？）

「**ツツガムシ病**」——国家試験対策で勉強したことがあります。発熱，発疹，刺し口が3徴候。鼠径部の病変はその「刺し口」かもしれない。

ツツガムシ病は *Orientia tsutsugamushi* というリケッチアによる感染症であり，ツツガムシというダニの幼虫により媒介されます。発熱，発疹，全身倦怠感，肝機能障害などを伴い，ペニシリン系やセフェム系には反応せず，テトラサイクリン系の抗菌薬などが奏効します。正しい診断を逃し適切な治療が遅れると，播種性血管内凝固症候群などを合併し致死的にもなりうる，と内科学書には書かれています。

血算・生化学検査の緊急検査結果が上がってきました。白血球数，赤血球数に異常はないものの，軽度の血小板減少，GOT，GPT，LDH，CRPの上昇を認めます。しかしそれだけで，ツツガムシ病かどうかはわかりません。

内科にコンサルトしました。救急室に訪れたベテランの内科医に，私は臆せずに告げました。

「発熱，発疹，刺し口の3徴候を認めるので，ツツガムシ病を疑います」

内科医はアハハと笑いながら言葉を返しました。

「先生，よくわかるね」

患者は内科病棟に入院となり，ミノサイクリンの内服治療が開始されました。後日，抗ツツガムシ抗体価の上昇が確認され，ツツガムシ病の確定診断がついたとのことです。患者は重症化することなく，入院後経過は良好であり，第7病日に元気に退院していったことを，私は内科医から聞いて知りました。

まだ駆け出しの新米医師でありましたが，少しは医師らしい仕事ができたかな，と独りで悦に入っていた次第です。

2 臨床研究への発展

1）臨床研究に至った経緯

　さて私は，卒後6年間臨床経験を積んだ後，疫学の道に進み，臨床疫学の専門家となりました。ある日ふと，若かりし頃のツツガムシ病の1例経験を思い出し，何か臨床研究ができないかと思いたちました。

　私は感染症の専門家でもなく，内科医でもありません。症例経験はたった1例，しかも受け持ちではなく救急外来で見かけただけの症例です。そんな自分がツツガムシ病の臨床研究をするというならば，専門家と同レベルの知識を備えておかなければなりません。そうしないと，まともな臨床研究計画も立てられないし，論文を書くこともおぼつかないでしょう。

　ツツガムシ病に関する先行論文を渉猟しました。多くは症例報告であり，疫学研究も散見されました。ある疫学論文によると，2000年から2005年までの日本でのツツガムシ病の年間発生数は791人，491人，338人，402人，313人，345人であり，減少傾向でありました。100万人年あたりの発生率は3.5人であり，希少疾患の部類に入ります。主に東北地方（秋田，福島など）や九州地方（大分，宮崎，鹿児島など）でみられる風土病です[1]。

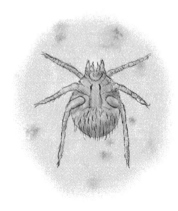

　思えば，上記の症例はたまたま私が福島の病院に赴任したからこそ出会えた1例といえるでしょう。

　「正しい診断を逃し適切な治療が遅れると，播種性血管内凝固症候群などを合併し致死的にもなりうる」というようなことは，どの内科学書にも書かれていますし，症例報告論文の考察にも書かれています。しかしこれは，少数の症例から得られた推論であり，まとまった症例数を用いた比較研究によって検証されたことはないようです。「正しい診断を逃し適切な治療が遅れる」という事態が，現実の臨床でどの程度起こっているのかも不明です。播種性血管内凝固症候群を合併し重篤になるケースがどれぐらいの頻度で発生しているのか？「適切な治療の遅れ」と「重症化」はどの程度強く関連しているのか？　いずれもよくわかっていません。そこで，以下のCQを立案しました。

> CQ：ツツガムシ病に対する適切な治療が早期に実施された場合，適切な治療が遅延した場合に比べて，合併症の発生はどの程度抑えられるか？

　私は2006年から，厚生労働科学研究DPCデータ調査研究班のメンバーとなりました。研究班は，全国のDPC病院から匿名化されたDPCデータの任意提供を受け，さまざまな研究に活用しています。私はこのDPCデータを用いてツツガムシ病の臨床研究を実施しました。

2) PECOとFINER

　本研究のPECOは下記です。

Patients	ツツガムシ病の診断名で急性期病院に入院した患者
Exposure	適切な治療（テトラサイクリン系などの抗菌薬投与）の早期実施
Control	適切な治療の遅延
Outcome	播種性血管内凝固症候群など合併症の発生

次にFINERの検討結果は以下の通りです。

Feasible：ツツガムシ病は稀な疾患であるものの，全国的なデータベースを用いれば，分析に足る症例数を確保することは可能と考えられます。

Interesting：感染症専門家だけでなく，プライマリ・ケアに関わる臨床家にとっても興味深い研究といえるでしょう。

Novel：希少疾患であるツツガムシ病の臨床研究はほとんど症例報告であり，まとまった症例数により治療のバリエーションや経過・予後を記述・分析した研究はほとんどありません。新規性は十分にあります。

Ethical：匿名化されたDPCデータの二次利用であり，倫理的な問題は少ないでしょう。

Relevant：ツツガムシ病の重症化の実態や早期治療との関連を明らかにすることにより，本疾患に関する既存の知識をアップデートし，本疾患に対する臨床家のアウェアネスの向上を通じて早期の適切な治療実施を促進し，ひいては患者の予後改善に資すると考えられます。

3）実際の研究

研究成果をまとめた論文は，日本内科学会の機関誌である*Internal Medicine*に掲載されました[2)]。以下にその概要を紹介します。

（ⅰ）背景

ツツガムシ病（Tsutsugamushi disease；scrub typhus）は，*Orientia tsutsugamushi*によって引き起こされ，アジアおよび西太平洋の島々で流行している。このベクター媒介性疾患の臨床経過は散発的な症例報告によって説明されてきたものの，合併症発生率や死亡率に関する実データはほとんどない。また，効果的な治療の遅延がこのリケッチア感染症に関連する合併症の発生にどのように影響するかは不明である。

（ⅱ）方法

　日本のDPC入院患者データベースを使用して，2007年と2008年の7月1日から12月31日までにツツガムシ病の診断で入院した患者を同定した。病院が所在する地域，患者の年齢，性別，併存疾患，合併症，院内死亡，入院日付，テトラサイクリンによる治療開始日を調べた。ロジスティック回帰を用いて，効果的な治療の遅延と合併症の発生との関連を分析した。

（ⅲ）結果

　合計210人が特定された。126人（60.0％）は男性であり，平均年齢±標準偏差は61.3±19.4歳であった。地域については，東北・北陸が62人（29.5％），関東が50人（23.8％），東海甲信が25人（11.9％），中国地方が15人（7.1％），九州が51人（24.3％）であり，近畿と四国は5人未満，北海道と沖縄県は0人であった。

　18人の治療データが欠損しており，残りの192人のうち179人がミノサイクリンのみ，11人がミノサイクリンとドキシサイクリン，2人がドキシサイクリンのみで治療された。クロラムフェニコール，リファンピシン，アジスロマイシン，ロキシスロマイシン，またはテリスロマイシンで治療された患者はいなかった。

　29人（13.8％）に少なくとも1つの合併症があり，14人に呼吸器合併症，14人に播種性血管内凝固症候群，4人に消化管出血，3人に急性腎不全を認めた。2人の死亡例が確認された。

　合併症は9歳以下および60歳以上に多く，10〜59歳にはほとんど認められなかった。

　入院日からテトラサイクリン治療開始までの期間について，少なくとも1つの合併症を認めた割合は，入院初日にテトラサイクリンの使用を開始した105人のうち10人（9.5％），入院2日目に開始した32人のうち4人（12.5％）であったのに対し，3日目以降に開始が遅延した場合は20％を超えていた。

第4章

高年齢は合併症発生と関連していた（10歳の年齢増加によるオッズ比1.48，95％信頼区間1.08-2.03，P＝0.014）。テトラサイクリンによる治療が遅延（入院3日目以降）した患者は，遅延のない患者と比較して合併症のリスクが有意に高かった（オッズ比2.71，95％信頼区間1.03-7.12，P＝0.044）。

(ⅳ) 考察

ツツガムシ病は依然として公衆衛生への脅威である。本研究は，ツツガムシ病の重篤な合併症を予防するための早期診断と即時のテトラサイクリン治療の重要性を明確に示すものである。

さて，これまでの症例報告の積み重ねにより何となく知られていたことを追認する内容であり，結果は驚くに値しない，といわれればその通りです。しかし，治療遅延による脅威がどの程度であるか，定量的な分析により具体的な数字で示せたことは，それまでにないゲインであるといえるでしょう。

文　献

1）Hashimoto S, Kawado M, Murakami Y, et al. Epidemics of vector-borne diseases observed in infectious disease surveillance in Japan, 2000-2005. J Epidemiol 2007; 17: S48-55. PMID: 18239342
2）Yasunaga H, Horiguchi H, Kuwabara K, et al. Delay in tetracycline treatment increases the risk of complications in Tsutsugamushi disease: data from the Japanese Diagnosis Procedure Combination database. Intern Med 2011; 50: 37-42. PMID: 21212571

コラム

❖「つつがない」とツツガムシ

「つつがない」という言葉は，広辞苑によれば，「やまいがない。息災である。異状がない。無事である」という意味です。「つつが」は「恙」であり，病気や災難を意味します。

「兎（うさぎ）追いしかの山・・・」で始まる有名な唱歌「故郷（ふるさと）」の２番の歌詞の冒頭は，「如何（いか）に在（ま）します父母，恙（つつが）なしや友垣（ともがき）」です。故郷にいる両親や友人の健康を気遣う，という内容です。

「つつがない」の語源がツツガムシ病と関係している，すなわち「つつがない」とは「ツツガムシ病がない」ことからくる，という説もあるようですが，明らかに誤りです。「つつがなし」という言葉は平安時代にはすでに存在していました。平安時代末期に完成したとされる今昔物語集の巻十九第四話（摂津守源満仲出家語第四）に，「我れ，年来（としごろ），兵（つわもの）の方に付きて，聊（いささか）に恙（つつが）なかりつ」という一節があります。

一方，「ツツガムシ病」という言葉が生まれたのは早くとも19世紀末と推測されます。この病気自体はおそらく古くから東北地方などに存在していた風土病であり，大河川の下流域に発生するため「河川熱」などと呼ばれていました。田中敬助（1862-1945）は，1899年にこの風土病の病因がある種のダニを媒介とする感染症であることを突き止めました。その後，1930年に病原体であるリケッチアが同定されました。

ツツガムシ病は日本以外では，朝鮮半島，東南アジア，南アジア，オーストラリアなどにも存在します。ツツガムシ病の英語はscrub typhus，別名をTsutsugamushi diseaseといいます。つまりTsutsugamushiは国際的にも通じる用語となっています。

第4章

2 乾癬の症例報告から症例シリーズ研究へ

　本項は，千葉大学皮膚科の宮地秀明先生からお話を伺い，ご提供いただいた資料を用いて構成しました。

1 症例報告の積み重ね

　宮地先生は乾癬を専門とされる皮膚科医であり，2016年から2021年の期間に，乾癬に関する症例報告を重ねてこられました。国内学会でのご発表は以下の6報です。

1. 乾癬性関節炎に対するインフリキシマブ加療中，帯状疱疹を契機に膿疱性乾癬の診断に至った1例（2015年第30回日本乾癬学会学術大会）
2. 尋常性乾癬に対するウステキヌマブ加療開始直後に発症した皮膚 *Candida albicans* 感染症の2例（2016年第79回日本皮膚科学会東京・東部支部合同学術大会）
3. 尋常性乾癬に対するセクキヌマブ投与によって血清KL-6値が低下し肺の間質性陰影が改善した1例（2016年第31回日本乾癬学会学術大会）
4. 膿疱と角化性紅斑の出現部位と時期及びシクロスポリンAに対する治療反応性が相反する膿疱性乾癬の1例（2017年第32回日本乾癬学会学術大会）
5. 肺塞栓症と深部静脈血栓症を契機に原発性抗リン脂質抗体症候群の合併が判明した高齢男性の尋常性乾癬の1例（2019年第34回日本乾癬学会学術大会）

6. 全身性エリテマトーデスと精神疾患を合併した尋常性乾癬の治療
　にウステキヌマブが有用であった1例（2021年第36回日本乾癬学
　会学術大会）

　このようにご自身が所属される専門学会に毎年のように発表される
ことは大変素晴らしいことです。日常から症例報告を意識して診療に
取り組まれていることの証左でありましょう。また，上記の2，3につ
いては，学会発表にとどまらず，日本皮膚科学会の英文誌である*Jour-
nal of Dermatology*に症例報告論文としても発表されています[1,2]。

　乾癬には，尋常性乾癬（psoriasis vulgaris），滴状乾癬（guttate
psoriasis），紅皮症性乾癬（erythrodermic psoriasis），および膿疱性
乾癬（pustular psoriasis）があります。上記1，4は膿疱性乾癬（汎発
型）（generalized pustular psoriasis，GPP）に関する報告です。
　膿疱性乾癬（汎発型）診療ガイドライン2014年度版によると，「膿
疱性乾癬（汎発型）は，通常，発熱と全身の潮紅皮膚上に多発する無
菌性膿疱で発症し，病理組織学的にKogoj海綿状膿疱を特徴とする角

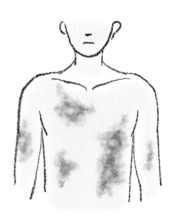

層下膿疱を形成する。尋常性乾癬皮疹が先行する例としない例があるが、再発を繰り返すことが本症の特徴である。経過中に全身性炎症に伴う臨床検査異常を示し、しばしば粘膜症状、関節炎を合併するほか、まれに呼吸器不全、眼症状、二次性アミロイドーシスを合併することがある」と記載されています。また、「日本乾癬学会登録データ（2003〜2006年）によれば、膿疱性乾癬（汎発型とそれ以外の病型が含まれる）は乾癬全体の約1％を占め、小児期と30歳代にピークをもつ」と記載されています。

　宮地先生は上記の2報告以外にも、GPPの患者が敗血症によりICU入院に至った症例や、GPPの急性期に生物学的製剤により加療した入院症例などを経験されています。

2 臨床研究への発展

1) 臨床研究に至った経緯

　宮地先生は、上記のような豊富な症例経験を背景に、膿疱性乾癬を含む乾癬全般の治療経験や副作用、合併症について症例報告してこられました。一方で、1施設からの症例報告のみでは限界があります。希少疾患であるGPPの治療実態を、最新の治療である生物学的製剤も含めて全国レベルで記述し報告する意義があると考えられ、私に相談にこられました。その後、私との共同研究により、DPCデータを用いたGPPの症例シリーズ研究を行いました。

　本研究のCQは以下のようになります。

CQ：GPPに対するさまざまな治療ごとのアウトカム（合併症や転帰）はどの程度異なっているか？

2) PECOとFINER

　本研究は症例シリーズ研究であり，記述的観察研究に位置づけられるため，介入研究や分析的観察研究におけるPECOの枠組みに厳密には当てはめられませんし，その必要もありません。とはいえ一応，記述の枠組みを明らかにするために，次のように整理しました。

Patients	GPPと診断された入院患者
Exposure／Control	治療のバリエーション (生物学的製剤，経口薬，コルチコステロイド静注のみ)
Outcome	他の治療の併用，合併症，退院時転帰

　次にFINERの検討結果は以下の通りです。

Feasible：GPPは稀な疾患であるものの，全国的なデータベースを用いれば，分析に足る症例数を確保することは可能と考えられます。

Interesting：皮膚科専門家だけでなく，プライマリ・ケアに関わる臨床家にとっても興味深い研究といえるでしょう。

Novel：希少疾患であるGPPの臨床研究はほとんど症例報告であり，まとまった症例数により治療のバリエーションや経過・予後を記述した研究はほとんどありません。新規性は十分にあります。

Ethical：匿名化されたDPCデータの二次利用であり，倫理的な問題は少ないでしょう。

Relevant：GPPの治療のバリエーションや転帰を明らかにすることにより，本疾患に関する既存の知識をアップデートし，本疾患に対する臨床家のプラクティスに影響を与え，ひいては患者の予後改善に資すると考えられます。

3) 実際の研究

　本研究の成果をまとめた原著論文は，アメリカ皮膚科学会誌である *Journal of the American Academy of Dermatology*（*JAAD*）に2021年

第4章

に掲載されました[3]。以下にその概要を記します。

（ⅰ）背景

　GPPは稀な疾患であり，多数の患者の治療と転帰を報告している研究はほとんどない。本研究は，日本のDPCデータを用いて，GPPで入院した患者の治療と転帰を記述することを目的とした。

（ⅱ）方法

　2010年7月から2019年3月の間に入院を必要としたGPP患者を対象とし，生物学的製剤（腫瘍壊死因子阻害薬, IL-12/IL-23 p40阻害薬, IL-17阻害薬）投与群，経口薬（シクロスポリン，レチノイド，メトトレキサート）投与群，コルチコステロイド静注のみ群に分類し，各グループの特性，併用治療，合併症および退院時転帰を調査した。

（ⅲ）結果

　GPP患者1,516人が同定された。そのうち，生物学的製剤投与群は294人，経口薬投与群は948人，コルチコステロイド静注のみ群は274人であった。平均年齢は66歳であった。

　50人（3.3％）が集中治療室に入院，125人（8.2％）が血圧サポートを必要とし，63人（4.2％）が死亡した。生物学的製剤を投与された患者は比較的若年であり，併存疾患が少なかった。

　院内死亡率は，生物学的製剤投与群が1.0％，経口薬投与群が3.7％，コルチコステロイド静注のみ群が9.1％であり，生物学的製剤投与群で低かった。合併症発生率は，生物学的製剤投与群が5.4％，経口薬投与群が8.2％，コルチコステロイド静注のみ群が12.0％であり，やはり生物学的製剤投与群で低かった。

　生物学的製剤投与群では，IL-17阻害薬の使用患者が増加しており，院内死亡率と合併症発生率は腫瘍壊死因子阻害薬を使用した患者群と同等であった。

（ⅳ）考察

　生物学的製剤は比較的若く併存疾患が少ない患者に投与される傾向

が認められた。生物学的製剤を投与されたGPP患者は，他の治療を受けた患者よりも良好な転帰を示した。

文　献

1) Miyachi H, Nakamura Y, Wakabayashi S, et al. Case of recurrent severe cellulitis and cutaneous candidiasis during psoriasis treatment with ustekinumab. J Dermatol 2017; 44: e206-7. PMID: 28432713
2) Miyachi H, Nakamura Y, Nakamura Y, et al. Improvement of the initial stage of interstitial lung disease during psoriasis treatment with secukinumab. J Dermatol 2017; 44: e328-9. PMID: 28891081
3) Miyachi H, Konishi T, Kumazawa R, et al. Treatments and outcomes of generalized pustular psoriasis: a cohort of 1516 patients in a nationwide inpatient database in Japan. J Am Acad Dermatol 2022; 86: 1266-74. PMID: 34116101

第4章

コラム

❖ハイジャックされたジャーナル

　札幌医科大学の図書館が，「【注意喚起】札幌医学雑誌を名乗る偽サイトについて」というお知らせを公開しました[1]。札幌医学雑誌（The Sapporo Medical Journal）の名前とISSNを勝手に用いて，論文投稿料などを掲載している偽サイトがあるとのことです。

　さて，上記のような偽ジャーナル（sham journal）は，2013年にはすでにその存在が知られていたようです[2]。偽ジャーナルは，本物のジャーナルとそっくりなウェブサイトを立ち上げます。ジャーナルの名称を検索エンジンから検索すると，偽ジャーナルのサイトが上位にくることもあるそうです。そうなると著者は，偽ジャーナルとは知らずに誤って投稿してしまうかもしれません。文献データベースの管理者すら偽ジャーナルに騙されて，データベースに偽ジャーナルの論文を登録してしまうかもしれません。

ジャーナルの乗っ取りともいえます。実際，"hijacked journal"と称されることもあります[3]。金融機関のウェブサイトを模倣するフィッシングの手口と同様であることから，"journal phishing"と呼ばれることもあります[4]。

　ハゲタカ・ジャーナル (predatory journal) の上を行く，悪質すぎる詐欺です。万一にも被害に遭わないためには，検索エンジンにジャーナルの名称を直接打ち込んで検索するのではなく，信頼できるジャーナル・データベースのリンクを経由してジャーナルサイトにアクセスするといった方法が考えられるでしょう。

文　献

1）札幌医科大学附属総合情報センター：【注意喚起】札幌医学雑誌を名乗る偽サイトについて
https://infonavi.sapmed.ac.jp/jpn/news/news-library/5093/（2022年8月15日閲覧）
2）Butler D. Sham journals scam authors. Nature 2013; 495: 421-2. PMID: 23538804
3）Dadkhah M, Borchardt G. Hijacked journals: an emerging challenge for scholarly publishing. Aesthet Surg J 2016; 36: 739-41. PMID: 26906349
4）Dadkhah M, Maliszewski T, Teixeira da Silva JA. Hijacked journals, hijacked web-sites, journal phishing, misleading metrics, and predatory publishing: actual and potential threats to academic integrity and publishing ethics. Forensic Sci Med Pathol 2016; 12: 353-62. PMID: 27342770

3 院外心肺停止の症例経験から前向きコホート研究へ

本項は，日本医科大学武蔵小杉病院救命救急科准教授（2022年12月現在）の田上隆先生に伺ったお話やいただいた資料を基に構成されています。

1 背景

アメリカ心臓協会（American Heart Association, AHA）による「心肺蘇生と救急心血管治療のためのガイドライン（Guidelines for Cardiopulmonary Resuscitation and Emergency Cardiovascular Care)」は，院外心肺停止患者の「救命の連鎖（Chain of Survival）」を定義しています（表4-1）。2005年ガイドラインでは，表4-1の1～4の4つのリンクが定義されていました。2010年ガイドラインでは5番目のリンク（心拍再開後の治療）が追加され，さらに2020年ガイドラインでは6番目のリンク（回復）が追加されました[1]。

表4-1 救命の連鎖

1	Recognition of cardiac arrest and activation of the emergency response system（心停止の即時の認識と救急対応システムへの迅速な出動要請）
2	Early cardiopulmonary resuscitation (CPR) with an emphasis on chest compressions（胸骨圧迫に重点を置いた迅速な心肺蘇生）
3	Rapid defibrillation（迅速な除細動）
4	Advanced resuscitation by Emergency Medical Services and other healthcare providers（効果的な二次救命処置）
5	Post-cardiac arrest care（心拍再開後の治療）
6	Recovery（回復）

〔文献1より作成〕

2 症例経験

　1つの症例経験を紹介します[2]。2008年春，58歳の男性が突然意識を失い，心停止を起こしました。彼の妻はすぐに119にコールし，その後すぐに胸骨圧迫による心肺蘇生を開始しました。救急隊員が到着後，心室細動であることが判明し，自動体外式除細動器（automated external defibrillator，AED）による除細動が行われたものの，心拍再開（return of spontaneous circulation, ROSC）は得られませんでした。救命救急センターに搬送後，医療チームはアドレナリン投与や挿管を含む二次救命処置（advanced cardiovascular life support，ACLS）を実施しました。AHA 2005年ガイドラインに沿って厳重に患者管理がなされたものの，ROSCを達成するまで150分かかりました。

　ROSCに至った直後，血圧は再び低下しました。大量のカテコールアミン投与にもかかわらずショックを呈したため，体外式膜型人工肺（VA-ECMO），大動脈内バルーンパンピング（intraaortic ballon pumping，IABP）が実施され，さらに持続的腎代替療法が併用されました。また，脳低体温療法も行われました。ICUでの1カ月の集中治療の後，患者は良好な神経学的状態で退院しました。

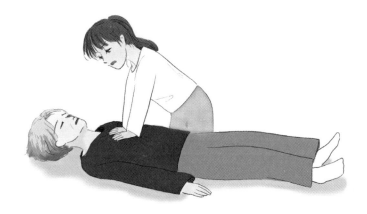

　本症例は，以下の2つを示唆します。第一に，ROSCに至る前に150分が経過したとしても，「救命の連鎖」がうまく行われていれば，脳損傷は起こっていなかった可能性があること。第二に，心停止後症候群に対して，質の高い積極的なICU管理が必要と考えられることです。

③ 臨床研究への発展

1) 臨床研究に至った経緯

　2008年当時は，AHA2005年ガイドラインが用いられていました。その当時「救命の連鎖」は4つのリンク（表4-1の1〜4）しかありませんでした。しかし上記の症例を通じて，心拍再開後の治療の重要性が示唆されました。折しも2010年にAHAガイドラインは改訂され，5番目のリンクである「心拍再開後の治療」が追加されました。

　田上先生が当時赴任していた病院がある福島県会津地方は，人口約30万人であり，中規模の都市である会津若松市のほかに農村地域も含まれます。この地域には12の救急病院があり，田上先生のいた三次救急病院以外の11病院は二次救急病院でした。各病院で，AHA2005年ガイドラインに沿う形で4つのリンクが実施されていました。

　しかし当時，心拍再開後の治療（VA-ECMOや脳低体温療法など）を三次救急病院以外で十分に実施できるかといえば，答えはNoでありました。そこで田上先生らのグループは，2009年1月から，地域の救命救急医療システムそのものを改革しました。具体的には，11病院に院外心肺停止で搬送されROSCを得られた患者全員を1つの三次救急病院に転送し，そこで心拍再開後の治療を実施することとしました。いわば，この地域全体で5つのリンクを実装したのです。この試みは，「会津『救命の連鎖』キャンペーン〜院外心肺停止に対する地

第4章

域の新しい診療システム」と銘打たれ，ロゴもデザインされました。
図4-1の右端にある5番目のリンクのロゴには，会津地方のシンボ
ルである「赤べこ」があしらわれました[3]。AHAガイドラインが改訂
され5番目のリンクが追加されたのは2010年です。田上先生らはそ
れに先駆けて，2009年から会津地方に5つのリンクを導入しました。

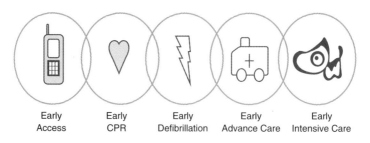

| Early | Early | Early | Early | Early |
| Access | CPR | Defibrillation | Advance Care | Intensive Care |

図4-1　会津「救命の連鎖」キャンペーン

〔文献3より引用〕

　田上先生は以下のようなCQを設定しました。

CQ：地域の救命救急医療システムにおける「救命の連鎖」が4つの
　　リンクから5つのリンクになることによって，心停止後症候
　　群の患者の予後は改善できるか？

2) PECOとFINER

　本研究は，上記の「5つのリンク」の実装による効果を実証的に分析
するという試みです。PECOは以下の通りです。

Patients	福島県会津地方における心停止後症候群の患者全員
Exposure	「5つのリンク」実装後
Control	「5つのリンク」実装前（「4つのリンク」の状態）
Outcome	良好な神経学的転帰を伴う1カ月後の生存

FINERの検討結果は下記の通りです。

Feasible：実施可能性の検討において，自ら確保できる研究フィールドであるか，あるいは研究協力者の助力が得られれば研究フィールドを拡大できるか，という点が重要です。田上先生らのグループは，会津地方にあるすべての救急病院に参加を募り，協力を得ました。倫理的にも実施可能性の点からも，ランダム化比較試験は非現実的であり，観察研究で実施することとなりました。前向きコホート研究による同時並行群間比較，すなわち同時期にExposure群とControl群に含まれる患者を比較するという方法も現実的ではありません。そこで本研究では，前後比較デザイン（before-after design）を選択しました。デザインの上ではランダム化比較試験や同時並行群間比較のコホート研究よりも劣っているものの，リアルワールドに即したデザインとなっています。

Interesting：救急・集中治療の臨床家，研究者，医療政策の意思決定者にとって，興味深い内容であることは異論のないところでしょう。

Novel：新規性は十分にあります。

Ethical：前後比較デザインによる観察研究であるため，倫理面での問題は少ないでしょう。

Relevant：院外心肺停止患者の予後を改善するという，患者や社会にとって切実な問題を扱っています。

3) 実際の研究

この研究結果をまとめた論文は，2012年に循環器内科のリーディングジャーナルである*Circulation*に掲載されました[4]。

（ⅰ）背景

AHA 2010年ガイドラインでは，院外心停止の「救命の連鎖」の4つのリンクに5番目のリンク（地域の医療センターでの集学的な心拍再開後治療）を追加することを推奨している。本研究は，この5番目の

第4章

リンクの有効性を評価することを目的とした。

（ⅱ）方法

　　対象は，会津地方の12の救急病院（1つの三次救急病院と11の二次救急病院）に搬送された院外心停止患者である。

　　2006年1月〜2008年4月の期間を「5つのリンク」実装前，2009年1月〜2010年12月の期間を「5つのリンク」実装後とし，前後比較デザインにより，良好な神経学的転帰を伴う1カ月後の生存率を比較した。本研究は，2009年にUMIN臨床試験レジストリーに登録された。

　　「5つのリンク」実装後は，ROSCを得られた患者全員が1つの三次救急施設に転送され，ROSC後の治療を受けた。具体的には脳低体温療法，体外式膜型人工肺（VA-ECMO），大動脈内バルーンパンピング（IABP）などの治療を含む。PiCCOと呼ばれる血行動態モニタリングシステムを使用した。

（ⅲ）結果

　　適格患者は1,482人，「5つのリンク」実装前は770人，実装後は712人であった。

　　「5つのリンク」実装前と比較して，実装後は良好な神経学的転帰を示す1カ月生存率が有意に向上した（770人中4人［0.5％］vs. 712人中21人［3.0％］；P＜0.001）。

　　多変量解析の結果，良好な神経学的転帰を示す1カ月生存のオッズ比（95％信頼区間）は，病院前ROSCが11.2（2.1-62.1），1番目のリンク（心停止の目撃から救急要請までの時間）が0.85（0.70-1.1），2番目のリンク（バイスタンダーによるCPR）が3.1（0.70-14.2），3番目のリンク（病院前のAED実施）が14.7（3.2-67.0），4番目のリンク（救急出場から二次救命処置までの時間）が1.0（0.99-1.1），5番目のリンク（心拍再開後治療）が7.8（1.6-39.0）となった。

（ⅳ）考察

　　良好な神経学的転帰を伴う院外心停止患者の割合は，5番目のリン

クの実装後に大幅に改善した。5番目のリンクは，院外心停止患者の転帰を改善する独立した予測因子であると考えられる。

文　献

1) Merchant RM, Topjian AA, Panchal AR, et al. Part 1: Executive Summary: 2020 American Heart Association Guidelines for Cardiopulmonary Resuscitation and Emergency Cardiovascular Care. Circulation 2020; 142 (16_suppl_2) : S337-57. PMID: 33081530
2) Tagami T. Chain of Survival after out-of-hospital cardiac arrest. ICU Management & Practice 2016; 16: 105-8.
3) 田上　隆. 臨床研究をはじめてみよう！:リアルワールドデータを用いた臨床研究. 日医大医会誌 2022; 18: 260-8.
4) Tagami T, Hirata K, Takeshige T, et al. Implementation of the fifth link of the chain of survival concept for out-of-hospital cardiac arrest. Circulation 2012; 126: 589-97. PMID: 22850361

第4章

Key Messages

- 先行研究が症例報告ばかりである疾患や治療こそ，まとまった症例数による臨床研究を行う意義があります。

- リアルワールドデータの活用は，これからの臨床研究の重要なオプションです。

- 症例経験の次のステップとして症例シリーズ研究も推奨されます。

- 症例経験に基づき研究仮説を構築し，効果比較研究につなげられることもあります。

コラム

❖オープンアクセスジャーナルの論文掲載料

　ジャーナルへの投稿論文数は世界的に増加しており，特に中国からの投稿数が著増しているようです。それにつれてオープンアクセスジャーナル（open access journal，OAJ）の出版も相次いでいます。老舗のジャーナルの採択率は低下する一方，OAJの掲載論文数は増加しています。

　OAJは著者に対して，投稿論文がアクセプトされた際に論文掲載料（article processing charge，APC）を要求します。また近年は，老舗のジャーナルに論文を投稿しアクセプトされなかった場合，ジャーナル側が姉妹誌へのトランスファーを提案してくることがあります。その姉妹誌が実はOAJであり，アクセプト後にAPCを請求されることがあります。

　各出版社のAPCと論文投稿数の関連を調査した論文を紹介しましょう[1]。APCの平均金額は2005年の858ユーロから2018年に1,600ユーロへと，ほぼ倍増しました。OAJの大手4社（BMC，Frontiers，MDPI，Hindawi）が出版する319誌を対象に，2012〜2018年におけるAPCと掲載論文数の関連を調べたところ，APCの増額傾向にもかかわらず，掲載論文数は増加の一途をたどっていました。OAJの出版界に市場原理が働いているならば，出版社間で価格競争が起こり，APCの値下げが起きてもよさそうです。しかし今のところ，それは起こっていません。おそらく研究者はAPCの増額に対してあまり敏感ではなく，出版社の要求通り支払ってしまうことが多いのでしょう。

　とはいえ研究者にとって，APCの支払いは次第に頭の痛い問題になりつつあります。APCは，研究費という名の「研究者の家計」を圧迫します。研究費を獲得していない若手研究者の場合，共同研究者である上司の研究費をあてにするか，さもなければAPCがかからないジャーナルを選んで投稿するほかありません。

　高額なAPCは，金儲けのためという誇りを免れないでしょう。例えば，Nature関連のOAJである*Nature Communications*のAPCは目も当てられないほど高額（50〜60万円）です。同じく*Nature*関連のOAJである*Scientific Reports*は，APCが1本20万円以上かかる論文を年間2万本以上掲載しています。

　現時点で，APCの高騰を抑える有効な手立てはありません。なぜなら，研究者たちがそれを許しているという側面もあるからです。研究者たちが結束して，高額APCを要求するジャーナルに投稿しないといった行動をとらない限り，APCの値下げは起こらないでしょう。しかし研究者たちがそんなことをすれば，論文を発表する場が少なくなり，自分で自分の首を絞めかねないかもしれません。

第
4
章

文　献

1) Khoo SY. Article processing charge hyperinflation and price insensitivity: an open access sequel to the serials crisis. LIBER Quarterly 2019; 29: 1-18.

著者プロフィール

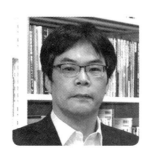

康永 秀生
（やすなが ひでお）

東京大学大学院医学系研究科

公共健康医学専攻臨床疫学・経済学　教授

平成6年 東京大学医学部医学科卒。

卒後6年間外科系の臨床に従事した後，

東京大学大学院医学系研究科公衆衛生学，

東京大学医学部附属病院企画情報運営部，

Harvard Medical School, Department of Health Care Policy

（客員研究員）などを歴任。

平成25年より現職。専門は臨床疫学，医療経済学。

平成27年よりJournal of Epidemiology編集委員。

令和元年よりAnnals of Clinical Epidemiology編集長。

令和4年12月までに医学英語論文の出版数約800本。

目の前の患者からはじまる臨床研究
症例報告からステップアップする思考術

2023 年 1 月 30 日　第 1 版第 1 刷発行

著　者　康永　秀生
　　　　やすなが　ひで お

発行者　福村　直樹
発行所　金原出版株式会社

　　　　〒113-0034 東京都文京区湯島 2-31-14
　　　　電話　編集 (03) 3811-7162
　　　　　　　営業 (03) 3811-7184
　　　　FAX　　 (03) 3813-0288　　　　　　ⓒ 康永秀生, 2023
　　　　振替口座　00120-4-151494　　　　　　検印省略
　　　　http://www.kanehara-shuppan.co.jp/　　*Printed in Japan*

ISBN 978-4-307-00493-0　　　　　　印刷・製本／シナノ印刷
　　　　　　　　　　　　　　　　組版・デザイン／ライブコンタクト
　　　　　　　　　　　　　　　　　　　イラスト／康永　遥

WEB アンケートにご協力ください

読者アンケート（所要時間約 3 分）にご協力いただいた方の中から
抽選で毎月 10 名の方に図書カード 1,000 円分を贈呈いたします。
アンケート回答はこちらから➡
https://forms.gle/U 6 Pa 7 JzJGfrvaDof 8

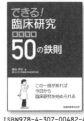
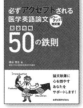